우리가 몰랐던
면역혁명의 놀라운 비밀

우리가 몰랐던

면역혁명의 놀라운 비밀

아보 도오루·후나세 슌스케·기준성 지음
박주영 옮김

중앙생활사

내 몸을 살리는 10가지 방법

현대의학의 장단점

의료현장에서 벌어지는 한 편의 비극과도 같은 참상을 더 이상 방관할 수 없다는 생각에 의식 있는 의사들이 온갖 고충을 무릅쓰고 내부고발에 나섰다. 지금 이 순간에도 현대의학은 깊숙이 병들어 가고 있다. 아니 지칠 대로 지쳐 있는 상황이다.

그러나 어쨌든 서양의학이 일본 개화기의 근대화 과정에 크게 기여한 공로가 있는 것은 부인할 수 없는 사실이다.

위생(衛生) 의료에 의한 감염성 대책이 탁월하였고, 특히 유유아(乳幼兒) 사망률을 격감시켜 인간의 평균수명을 크게 높여 역사상 유례가 없는 최고령 사회가 되게 한 것도 평가해야 할 일이다. 더욱이 전쟁 시의 전상자나 산업재해 시의 응급치료의 구명조치 등은 마땅히 현대의학의 자랑할 만한 업적임을 인정한다.

다만 그럼에도 불구하고 현대의 고도 산업사회에서 선진국일수록 더욱 격증 추세에 있는 암, 당뇨병, 심장병, 고혈압, 치매, 정신질환 같은 각종 생활습관병에 대해서는 현대의학이 대증요법(對症療法) 외에는 뚜렷한 치료법이 없고 한없이 무력함이 엄연한 사실임을 또한 어찌하랴.

이처럼 현대의학의 치명적인 문제는 다름 아닌 '병을 고칠 수 없다'는 현실이다. 환자의 병을 고쳐야 하는 의학이 병을 고칠 수 없다니 도대체 어떻게 된 일일까.

실상은 더욱 비극적이어서 기가 찰 노릇이다. 병을 고치기는커녕 도리어 악화시키는 경우가 매일 계속해서 일어나고 한술 더 떠 환자를 죽음에 이르게 한다. 비록 고의가 아니라도 결과적으로 환자를 죽게 만드는 너무나 가슴 아픈 최악의 사태가 전세계 의료현장에서 속출하고 있다.

대표적인 사례를 하나 들면, 이스라엘의 모든 병원이 한 달간 파업했을 때의 일이다. 이 기간 동안 이스라엘 국민의 사망률이 반으로 줄어들었다고 한다. 그런데 파업이 끝나자 사망률은 원상태로 돌아왔다는 것이다. 그야말로 현대의료가 환자를 고치기는커녕 대량 죽음을 자행하는 경악할 만한 일이 실제로 벌어지고 있는 것이다. 병원을 선택하지 않았으면 그들은 무사할 수 있었다. 이와 비슷한 조사결과는 세계 각지에서 찾아볼 수 있다.

이처럼 비극적인 참상의 전형적인 예가 바로 암 치료현장이다. 일본에서 매년 33만 명의 암환자가 숨을 거두는데 이때 유족들은 철석같이

'암 때문에 죽었다' 고 믿는다. 그러나 그중 약 80%에 이르는 26만 명은 암이 아닌 맹독성 항암제 투여, 방사선 조사(照射), 불필요한 수술 등과 같은 암 치료에 따른 중대한 부작용으로 사망한다. 80%나 되는 사람들이 부작용으로 인해 죽다니……. 이 충격적인 사실은 모 국립대학 부속병원의 임상연구를 통해 밝혀진 사실이다.

물론 의료 관계자라면 누구나 병을 고치고 싶다는 일념과 환자를 살리기 위해 최선을 다해 치료에 몰두할 것이다. 환자 또한 지푸라기라도 잡는 심정으로 의료 관계자들을 믿고 항암제를 복용하고 방사선 치료나 수술의 고통도 인내한다.

이렇게 의사와 환자는 암을 극복하고자 온갖 노력을 기울인다. 그러나 약 80%에 이르는 엄청난 수의 환자들이 암 치료과정에서 부작용으로 인해 세상을 떠난다. 이제 의사도 환자도 더 이상 이 냉엄한 현실을 외면해서는 안 된다.

먼저 우리가 알아야 할 사실은 이것은 엄연히 업무상 중과실치사(일본 형법 제211조) 등에 따른 의료과실사건이라는 점이다.

'의약품 첨부문서' 에 실린 항암제에 대해 살펴보면 '사망' 등 중대한 부작용에 대한 결과회피의무와 회피방법이 명시되어 있다. 그럼에도 이를 준수하지 않아 환자를 죽음에 이르게 한 경우 중대한 부작용에 대한 '예견(豫見)', '회피(回避)' 의무를 위반한 혐의로 업무상 중과실에 따른 책임을 물어야 한다. 방사선 조사나 수술의 경우도 마찬가지이다.

그런데도 환자들은 이를 알아차리지 못한다. 암 치료의 부작용으로 인해 죽었음에도 “암으로 사망했다”는 의사의 말을 맹신한다. 의사 자신도 ‘치료’ 때문에 환자를 죽게 했다는 인식은 거의 없다. 이 얼마나 소름끼치는 상황인가.

제2차 세계대전 이후 암 치료로 인해 희생당한 사람들의 수는 1,500만 명에 이른다. 이는 태평양전쟁으로 인한 사망자 수의 약 5배에 이르는 수치이다.

이 천인공노(天人共怒)할 비극이 난무하는 현실에 국민들 대부분은 무지몽매할 뿐이다. 그 배경에는 의학분야의 가공할 세뇌교육이 존재한다. 게다가 전 세계적으로 의료계의 이권을 독점한 대기업 제약회사 등의 은연한 힘이 진실을 묵살해 왔다.

이제껏 암 치료 희생자의 유가족들이 나서서 소송을 제기한 일이 없었던 이유도 바로 이러한 실상에 국민들이 무지했기 때문이다. 그러나 이제는 국민들도 서서히 현실을 직시하기 시작했다. 향후 암 치료과정에서 희생당한 유가족들의 제소가 봇물 터지듯 쏟아질 것은 불을 보듯 뻔한 일이다.

양심 있는 의사들이 희망이다

선진국의 의료비가 해를 거듭할수록 폭발적으로 상승하고 있다. 이것이야말로 대기업 제약회사들이 노리는 일이다. 상상을 초월하는 이

익금이 그들의 품안으로 쏟아져 들어가고 의료현장에서는 본질적으로 병을 치료하지 못해 악화시켜 환자를 죽음에 이르게 한다.

이 절망적인 현실을 증명할 수 있는 증거는 무수히 많다. 한마디로 의학 관계자들의 손에 의해 어둠의 숲속 깊숙이 은폐되고 겹겹이 쌓아 올려진 '죄악(罪惡)의 산' 이다. 그리고 지금 이 죄악의 더미가 양심적인 의사들과 의료 관계자들의 용기 있는 내부 고발로 간신히 빛을 보게 되었다.

의료현장의 참담한 현실은 빙산의 일각에 지나지 않는다. 우리는 이 같은 의료현장의 참극을 더 이상 방치해서는 안 된다. 다음은 현대의학 분야에 산재한 폐해들을 열거한 것이다. 자세한 내용은 본문 내용을 참조하기 바란다.

1. 약 90%에 이르는 병은 치료하지 못한다. 혹은 악화시켜 죽음에 이르게 한다.
2. '자연치유력(自然治癒力)' 에 대해 가르치지 않는다. '생명의 본질' 을 묵살하는 만행이 벌어지고 있다.
3. '약물요법' 만 중시하는 우행(愚行)을 저지른다. 그 배경에는 석유 이권 및 국가 이권과의 유착이 있다.
4. 식사 · 정신 · 신체가 지닌 힘을 묵살한다. 게다가 자연요법을 인정하지 않고 묵살, 탄압한다.
5. 병원의 파업이 급격한 사망률 감소의 원인임이 증명되었다. '살인의료(殺

人醫療)'를 입증하는 냉엄한 사실이다.

6. 〈의학보고서〉는 거짓말투성이다. 과학지에 실린 데이터의 반 이상은 무효(無效)하다.

7. 대학 의학부에서는 '치료법'을 가르쳐 주지 않는다. 6년 동안 병명(病名)과 약명(藥名)만 암기하면서 보낼 뿐이다.

8. 〈치료 가이드라인〉은 유착의 산물이다. 가이드라인, 즉 지침(指針)을 작성한 의사에게 거액의 기부금이 전달된다.

9. 후생노동성의 간부가 "항암제는 효력이 없다"고 인정하였다. 암 치료에 효과가 없음을 알면서도 대량 투여하고 있다는 사실에 경악을 금치 못한다.

10. 일본은 미국의 '암전쟁' 패배선언도 극비에 부쳤다. 그러나 이제 항암제, 방사선, 수술이라는 암의 3대 요법의 효력 없음은 상식이 되었다.

11. 암환자의 80%는 암으로 죽는 게 아니라 암 치료 때문에 죽는다. 이 사실을 지적한 젊은 의사의 논문을 의학부의 학부장이 파기해 버렸다.

12. 암 시장에 이어 비만과 정신치료 시장으로 옮겨갔다. 그러나 대사증후군이나 마음의 병도 약으로는 고칠 수 없다.

13. 약물 장기복용 중심의 정신의료도 문제이다. 환자에게는 평생 약물중독 지옥이, 제약회사에게는 극락세계가…….

14. 〈의약품 첨부문서〉라는 이 위기 회피 매뉴얼을 읽는 사람이 없다.

15. 미연의 고의살인, 업무상 과실치사죄 등의 형사범죄가 횡행하는 병원이 허다하다.

16. 병원, 제약회사 등 암 이권집단은 '암 마피아'라고 할 수 있다.

17. 의사와 환자 모두 세뇌당하고 있다. 자연치유만이 병을 고친다.

18. 실패를 거듭할수록 의료업계는 번창한다. 보험의 행위별수가제가 모든 악(惡)의 근원이다.

19. 보험점수에서 대체요법은 배제된다. 오로지 위험하고 무효한 의료만 보험대상이 된다.

20. 자연치유로 이끌어 환자를 고치려는 진정한 의사와 의료에 대해서는 정부가 오히려 탄압하고 있다.

자연치유력이 답이다

거짓 속임수와 간계가 만연한 현대의학은 이미 학문으로서의 본질에서 벗어났다. 이제는 전 세계를 장악하는 거대한 대기업의 수족일 뿐이다. 외적으로는 눈부시게 발전한 현대의학이라는 그럴싸한 포장에 싸여 있지만 내실은 비탄하리만큼 시취(屍臭)와 탐욕이 들끓는다. 그 결과 계속 송장더미만 배출하고 말았다. 그럼에도 거대한 대기업의 세뇌하에 있는 의료 관계자와 수많은 환자들은 이러한 참상을 직시하지 못한다.

비록 현실은 이러하더라도 우리 인류만큼은 결코 고개 숙인 가축처럼 도살장으로 향하는 '의료 로드'에 줄지어 선 죽음의 무리가 되어서는 안 된다. '약살(藥殺)'과 '독살(毒殺)', '참살(斬殺)' 등이 횡행하는 의료 마피아의 대량 학살 행렬에 결코 가담해서는 안 된다.

또한 밤낮으로 이러한 업무를 해치우는 의료현장의 의사들도 구제해야 한다. 왜냐하면 그들 역시 가슴 아픈 희생양에 지나지 않기 때문이다. 여기서 말하는 구제의 길이 바로 '신의학(新醫學) 선언(宣言)' 이다.

우리가 가장 먼저 해야 할 일은 썩는 냄새가 가득한 황야에 우뚝 선 현대의학의 거대한 탑(塔)을 무너뜨리는 것이다. 그리고 비극적인 '살인의료(殺人醫療)' 에서 새로운 '활인의료(活人醫療)' 의 길을 개척해야 한다. 이 미래의 지평(地平)에 우리 인류가 진정으로 심신의 건강을 구가할 수 있도록 '신의학(新醫學)' 이라는 탑을 확립할 필요가 있다.

자연치유력을 중시했던 고대 그리스의 의학자 히포크라테스가 가르쳐 준 원점으로 되돌아가야 한다. '히포크라테스 선서' 중에 다음과 같은 말들이 있다.

"나의 능력과 판단에 따라 환자에게 이로운 섭생법을 처방한다."

"심신에 나쁘고 유해한 방법을 결코 선택하지 않는다."

"환자가 원하여도 죽음에 이르는 약은 처방하지 않는다."

"자연 회복력을 중시하여 식품 섭취방법(식사요법)을 중심으로 환자의 상태에 맞춰 처방한다."

"병을 생명체에서 일어나는 자연스러운 현상으로 간주하여 토양이나 기후를 포함한 모든 환경 속에서 해법을 찾아 논리적으로 설명한다."

히포크라테스는 이러한 방법으로 환자들의 병을 치료했다. 신의학은 '식사 · 신체 · 정신' 에 '치료' 라는 개념을 통합하여 심도 있게 인식하고 학습해야 한다. 다시 말해서 전통의학인 식이요법, 요가, 한방, 침구, 운동 등을 도입한 통합의료(전인적 의료)로 회귀하여야 한다.

또한 이들 치료법을 해명할 수 있는 신의학을 기피하기보다 적극적으로 도입해야 할 것이다. 이제껏 의료 마피아로부터 철저히 억압당한 의학이론이야말로 진리에 가깝다. 이들 이론은 현대의료가 저지른 대량 학살을 고발했다는 이유로 가혹한 탄압에 시달려야 했다.

선각자들에게 배운다

근대 식사요법의 길을 개척한 막스 거슨(Max Gerson) 박사의 《암 식사요법 전서(全書)》, 자연치유력에 착안한 앤드루 와일(Andrew Wile) 박사의 《병은 어떻게 낫는가》, 웃음의 치료효과를 발견하여 '정신신경 면역학'을 확립한 노먼 커즌의 《웃음의 치유력》, 채식의 효능에 대해 주장한 피터 콕스(Peter Cox)의 《내가 고기를 먹지 않는 이유》, 하워드 리먼(Howard Lyman)의 《아직도 육식을 하십니까》 등과 같은 선각자들의 업적은 매우 높이 평가받아야 마땅할 것이다.

일본에도 많은 선각자들이 있다. 소식하는 건강법이 세계 기아문제를 해결할 수 있다고 호소한 고다 미츠오(甲田光雄) 의사, 몸을 따뜻하게 하는 건강법의 제창자인 아시하라 유미(石原結實) 의사, 곡물과 야채 섭취의 정장작용(淨腸作用)을 강조한 신야 히로미(新谷弘美) 의사, 환자들이 체험을 통해 얻은 암완치 법칙을 호소하는 암환자학연구소의 가와다케 후미오(川竹文夫) 대표, 암환자들의 모임인 이즈미회의 나카야마 다케시(中山武) 회장 등 이들의 활동을 신의학이 적극적으로 연구해 볼 가치가 있다.

더 나아가 세계 최초로 면역세포와 자율신경의 상관관계를 증명한 아보 도오루(安保徹) 교수의 이론도 신의학에서는 높이 평가받을 만하다. 또한 종전 이후 자연의학의 태두(泰斗)로 알려진 모리시타 게이이치(森下敬一) 박사가 내놓은 '장조혈론(腸造血論)', '경락조혈론(經絡造血論)', '혈구(血球)의 기원' 등도 사실상 임상관찰에서 증명된 바, 재평가를 받을 때이다. 게다가 모리시타 박사는 종래에 플라크(노폐물)라 무시당했던 세포 조각(소마타이드)이 재집결하여 원시세포조직을 형성하는 모습을 관찰 중이어서 DNA 이론을 초월한 새로운 의학이론의 체계화가 기대된다.

지금이야말로 이론에 맞지 않는다는 이유만으로 오류라 배척당하던 본말(本末)이 전도된 의학에서 탈피해 현실을 직시하고 수용하는 자세로 연구하는 진정한 의학으로 회귀할 때이다. 지금껏 대증요법(약물요법) 일변도의 의학이 지배하던 구조에서 이단시되고 탄압받던 의학들에 진리의 빛이 깃들어 있다. 그것이 바로 ① 자연요법(自然療法, Naturopathy), ② 정체요법(整體療法, Osteopathy), ③ 심리요법(心理療法, Psychopathy), ④ 동종요법(同種療法, Homeopathy)이다.

결론적으로 말해서 활인의료(活人醫療)인 '신의학'을 확립하는 방법은 다음과 같이 10가지가 있다.

1. 자연치유력을 무엇보다 중시한다. 대자연의 힘을 해명하여 활용하여야 한다.
2. '식사 · 신체 · 정신'부터 치유한다. 전통적 4대 유파(자연요법 · 정체요법 · 심리요법 · 동종요법)를 부활시킨다.
3. 식사, 운동, 온천, 전지요양 등 자연요법을 최대한 이용한다.
4. 심리요법을 확립, 응용한다. '정신신경 면역학'을 제대로 평가한다.
5. 웃음요법을 적극적으로 활용한다. 의료현장에서 감탄화법의 효용을 최대한 살리도록 한다.
6. '기(氣)요법' 이론을 재평가한다. 기공, 침구, 지압 등을 활용한다.
7. 호흡법, 요가체조, 명상 등 정체요법과 운동요법을 활용한다.
8. 환경과 건강은 불가분의 관계이다. 건축의학과 같은 환경의학을 효과적으로 활용한다.
9. 대체요법은 민간에서 전승되어 온 체험과학의 축적이다. 광범위한 대체요법을 검증한다.
10. '신의료(新醫療) 행정' 확립을 지향한다. 예방의료, 성공형 보수(報酬)를 중시한다.

바야흐로 새로운 패러다임이 요구되는 전환기에 우리는 서 있다. 신의학 운동이 절실히 필요한 시점인 것이다. 히포크라테스의 원점으로 돌아가는 진정한 의도(醫道)의 확립, 동양의학에서 추구해온 인술(仁術)의 구현을 달성하고자 하는 신의학 운동의 취지를 후나세 슌스케(船瀨

俊介) 씨가 정리하여 '신의학 선언'을 작성하였다.

나아가 신의학 운동에 뜻을 함께하고 있는 아보 도오루(安保徹), 후나세 슌스케(船瀨俊介), 기준성(奇埈成) 세 사람이 공동으로 집필하여 이 책을 출간하게 되었다. 이 책이 의료현장에서 희망의 빛이 되기를 기대한다.

아보 도오루, 후나세 슌스케, 기준성

차 례

머리말 내 몸을 살리는 10가지 방법 4

Chapter 1

사람을 살리는 면역혁명

– 아보 도오루

병의 원인을 먼저 알아야 한다 21

무리한 생활과 스트레스 25

현대의학의 특징 29

동양의학의 특징 33

자율신경의 작용이 중요하다 39

병이 생기는 메커니즘 44

체온을 상승시키는 방법 49

저체온, 저산소, 고혈당이 문제다 54

발병의 원인 59

병을 치유하는 힘 64
알레르기질환 치료법 69
노화의 메커니즘 74
암이 생기는 진짜 이유 79
뼈가 튼튼해야 한다 83
잘못된 약이 병을 키운다 88
파킨슨병에는 야채가 좋다 93
음식이 병을 치유한다 97

Chapter 2
현대의학의 장단점
- 후나세 슌스케

현대의학 자체가 잘못된 것은 아닐까? 105
현대의학의 기원은 독일 야전병원과 약물요법 115
현대의학의 문제점 120
의약품 첨부문서와 가이드라인 126
약 중독을 조심하라 134
암 치료의 부작용 141
대체요법으로 이룩한 생존율 95%의 기적 150
현대의학의 과오 157

Chapter 3

혈액을 맑게 하는 동의부항 건강법

– 기준성

동의부항의 놀라운 효과 167

각종 병을 다스리는 자연요법 199

암 자연치유의 법칙 221

건강을 위한 35가지 조언 225

Chapter 1
사람을 살리는 면역혁명

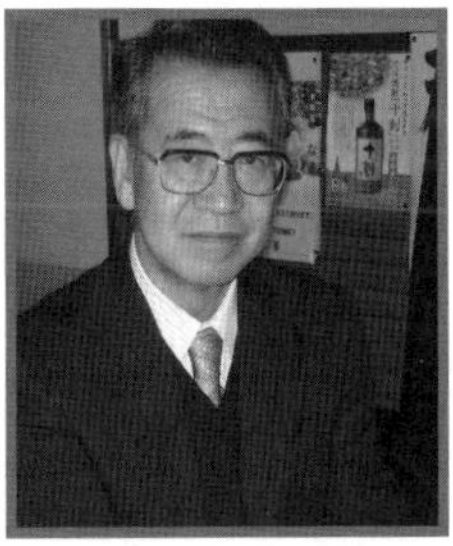

아보 도오루

의학박사, 니가타대학 대학원 면역학 · 의동물학 분야 교수

저서로는 《아보 도오루 체온면역력》, 《암을 이기는 면역요법》, 《사람이 병에 걸리는 단 2가지 원인》, 《스스로 암 치유하는 몸》, 《면역혁명》, 《약을 끊어야 병이 낫는다》 외 다수

병의 원인을 먼저 알아야 한다

오늘날 대부분의 선진국에서 이루어지고 있는 의학은 유럽이나 미국을 중심으로 해서 약 100년 전에 시작된 '서양의학(西洋醫學)'이라고 말할 수 있다. 해부학, 생리학, 생화학, 병리학 등에서 시작하여 위생학, 면역학, 약리학이 추가되었고, 임상의학 또한 이 학문들과 같이 발전해 왔다. 그러는 한편 인도와 중국, 한국과 일본 등의 아시아 국가에서는 옛날부터 전통적인 '동양의학(東洋醫學)'이 이루어지고 있었다.

하지만 동양의학은 과학적인 방법에 의한 분석적 연구를 하지 않았기 때문에 과학적인 의학으로는 진입할 수 없었다고 생각된다. 그래서 오늘날에는 '현대의학 = 서양의학'이 되어버린 것이다.

그러나 최근 들어서 분석적 연구가 계속되던 현대의학을 기반으로 한 현대의료에서 문제가 드러나고 있다. 대부분의 병의 원인을 명확하게 하지 않은 채 대증요법(對症療法 : 어떤 질환의 환자를 치료할 때 원인이 아니고 증세에 대해서만 실시하는 치료법)으로 대량의 약을 처방하는 흐름으로 빠졌기 때문이다.

대증요법을 오랜 기간 동안 계속하게 되면 병이 나을 수 없기 때문에 의료에 대한 불신이 생기기 마련이다. 그리고 기초 연구는 많이 진행되고 있으며 대량의 영문 학술논문들이 발표되고 있지만, 왜 병이 생기는지를 해명하기까지에는 이르지 못하고 있다. 이러한 문제들에 대해서 생각을 해볼 필요가 있다.

의료를 하는 현장에서는 검사를 많이 한 뒤, 그 검사결과 자료에 따라서 대증요법으로 약을 처방하고 있다. 그러나 어디까지나 대증요법이기 때문에 병이 낫지 않아서 의사도 자신감을 잃어가고 있는 것 같다. 자신감이 없는 의사가 환자들에게 질문을 받으면 환자를 불안하게 만들거나 그냥 가이드라인(guide line)대로 진료를 하게 된다.

따라서 앞으로의 의학은 분석 연구에 추가하여 몸 전체의 시스템을 이해하고 병에 걸리는 이유를 해명해야만 한다. 몸은 기계와 같이 부분과 부분이 장애를 일으켜서 병에 걸리는 것이 아니라 환경의 혹독함이나 무리한 생활 등으로 인해 몸 전체의 장애가 때로는 몸의 일부에 반영되는 형태로 나타나기 때문이다.

최근 들어 유전자(遺傳子)나 분자(分子)의 연구가 많이 발전하게 된 것은 바람직한 일이지만, 이로 인해 병은 유전자 변이가 원인이 되어 일어난다고 생각하는 경향이 강해져서 사고가 좁아지게 된다. 38억 년이나 걸려서 진화된 생명체가 언제나 유전자 변이를 일으켜서 병에 걸린다고 생각하는 것은 아무래도 무리가 있다.

오히려 인간 능력의 한계를 넘는 환경에 노출되거나 힘든 생활을 하게 될 때, 이것이 잘못되어서 병에 걸린다고 하는 것이 자연스러운 사고이다. 다시 말해서 심한 스트레스를 받아서 살아가는 능력의 한계를 넘을 때 병에 걸리는 것이다.

시대나 국가에 따라서 스트레스를 주는 요인들이 바뀐다. 일본을 예로 들면, 제2차 세계대전 이후 가난했던 시대에는 추위와 배고픔, 육체적 중노동이 스트레스가 되어 병에 걸렸다고 생각한다. 오늘날의 일본에는 이러한 상황은 없어졌으나, 스트레스 자체는 다른 모습으로 영향을 주고 있다. 오늘날의 스트레스로는 장시간의 노동, 마음의 고민, 약의 과다 복용 등을 들 수 있다.

그 다음으로는 이러한 스트레스가 어떻게 해서 병으로 이어지는가 하는 구조를 이해할 필요가 있다. 여기에서 중요한 것은 몸 전체를 총괄하는 시스템을 이해하는 것이다. 하나는 자율신경(自律神經)의 움직임이고, 또 하나는 스테로이드 호르몬 특히 당질코르티코이드(glucocorticoid)의 분비이다.

원래 이러한 생체 반응은 긴급사태를 해결하기 위한 중요한 반응이다. 특히 교감신경의 자극으로 분비된 아드레날린이나 당질코르티코이드는 혈당을 높이고 체온을 떨어트린다. 그리고 위험에 대처할 수 있는 순발력과 관계된 에너지는 산소를 싫어하는 혐기성(嫌氣性) 해당계에서 생산된다. 즉, 위험을 극복하기 위해 해당계를 활성화하여 순발력을 얻기 때문에 이 또한 아주 중요한 반응이라고 할 수 있다.

그러나 스트레스가 지속되면 몸의 위기 대처를 위해 만들어진 이 고혈당(高血糖)과 저체온(低體溫)이 대부분 만성병을 불러일으키게 만든다. 따라서 앞으로의 의학은 이렇게 몸 전체를 조절하는 시스템을 이해하는 것에서부터 시작해야 한다.

무리한 생활과 스트레스

현대의학이나 현대의료는 과가 나뉘어서 진행되고, 각 장기마다 임상 연구자가 있으며, 각 장기마다 임상 진료도 이루어지고 있다. 그러나 사람의 병이 기계가 고장난 것처럼 각 장기별로 생긴다는 생각은 지나친 것이다. 그리고 최근 '재생의료(再生醫療)'가 미래의 의료에 희망을 가져올 것처럼 화제가 되고 있는데 이 또한 지나친 생각이다.

분석적인 연구가 진행되고 많은 논문이 발표되는 것은 바람직하지만, 실제의 병까지 분석 연구만으로 원인에 도달하겠다는 생각도 마찬가지이다. 분석 연구는 몸의 구조를 아는 데 큰 도움을 주지만, 병을 치료하기 위해서는 별로 큰 도움이 되지 않는다. 왜냐하면 대부분의 병, 특히 선진국에 사는 사람들이 걸리는 병은 무리한 생활이나 마음의 고민에서 오는 스트레스가 원인이 되어 증세가 생기기 때문이다.

인간은 다른 생물과 마찬가지로 38억 년의 생명체 역사를 거쳐 온 존

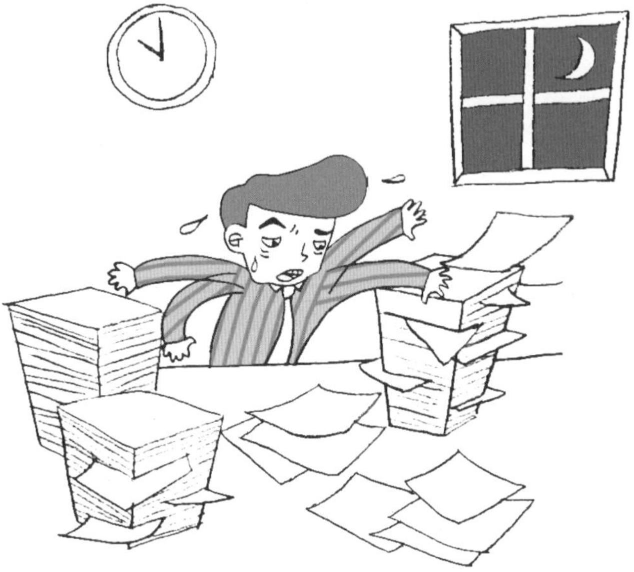

재이다. 그 오랜 세월 동안 살아오면서 많은 능력을 얻었지만, 환경이 너무 나쁘거나 너무 힘들게 살면 인간이 얻어온 능력의 한계를 넘어버리게 된다. 이렇게 능력의 한계를 넘어버리면 스트레스는 병의 원인이 되는 것이다. 따라서 설령 나타난 증상이 특정한 장기이더라도 각 장기별로 병에 걸리는 것이 아니다.

병의 원인을 알기 위해서는 몸 전체를 총괄하는 시스템을 이해하는 것이 필요하다. 그러기 위해서는 '자율신경', '호르몬', '백혈구', '에너지 생성' 등이 키워드로 등장한다. 이 모두는 몸 전체를 이어주는 시스템이라는 점이 특징이다. 그리고 이러한 것들을 통해서 병에 걸리는 것을 알 수 있게 된다.

앞에 열거한 키워드들은 모두 의학 초창기 때부터 연구해오던 주제였는데, 오히려 현대의학에서는 잊고 있는 듯한 분야이다. 그리고 이러한 분야들이 서로 상호적인 관계에 있다는 것, 이것이 내가 제창하는 새로운 미래를 위한 의학의 특징이다.

조금 더 구체적으로 이야기를 해보도록 하겠다. 스트레스는 그 원인에 상관없이 아주 비슷한 반응을 일으킨다. 그 반응은 교감신경 긴장과 당질코르티코이드의 분비이다. 여기에서 자율신경과 호르몬이 작용한다.

스트레스로 인해 여러 가지 반응이 일어나지만 가장 큰 반응은 두 가지이다. 한 가지는 교감신경의 자극으로 아드레날린이나 노르아드레날린이 분비되어서 혈압과 맥박, 혈당치가 상승하게 된다. 이것은 긴급사태를 해결해내기 위한 아주 중요한 반응이다. 또 한 가지는 당질코르티코이드의 분비이다. 아드레날린은 부신수질에서, 당질코르티코이드는 부신피질에서 분비되기 때문에 스트레스와 부신은 밀접한 관계에 있다. 당질코르티코이드는 혈당을 상승시키고 체온을 떨어트리도록 몸상태를 만든다.

스트레스로 인해 일어나는 이 두 가지 반응의 공통점은 고혈당과 저체온이다. 이 두 가지는 위기를 이겨내기 위한 조건이 된다. 교감신경 긴장이 극한까지 진행되면 혈관이 수축해서 체온이 떨어지는데, 이것은 혈류를 억제시킴으로써 일어나는 반응이다. 그리고 고혈당은 산소를 싫어하는 혐기성 해당계를 움직이게 하기 위해서 필요하다. 에너지 생성계 중에서 해당계가 순발력을 위한 에너지를 만들기 때문이다.

그러나 무리한 생활이나 마음의 고민이 오랫동안 이어지면 이번에는 고혈당과 저체온이 몸의 부담이 되어 병에 걸리게 된다. 고혈당으로 인해 당뇨병에 걸리고, 저체온으로 인해 조직에 장애를 주는 병, 암, 면역력 저하로 인한 병에 걸리게 된다. 원래는 위기를 극복하기 위한 몸상태였는데, 이것이 고정되면서 병이 되는 것이다.

현대의료는 약에 의한 대증요법에 열중하고 있지만, 이것으로는 만성병이 나을 수 없다. 스트레스를 없애고 고혈당과 저체온에서 벗어나야 병이 나을 수 있다는 사실을 알아두자. 모든 병은 낫도록 되어 있다. 이것이 38억 년에 걸쳐 진화한 인간의 능력이다. 이는 곧 자연치유력(自然治癒力)이다. 새로운 진정한 의학은 여기에서부터 시작해야 한다. 이러한 생각을 많은 의사와 의학자들이 배워야 할 필요가 있으며, 일반인들 또한 새로운 사상을 배워야 한다.

현대의학의 특징

현대의학이 쏟아내는 연구논문의 양은 매우 방대하다. 게다가 갈수록 세분화되고 있어 같은 분야에 종사하는 연구자들도 서로의 전문분야에 대해서 잘 알지 못한다. 내가 속한 면역학(免疫學) 분야도 상황은 별반 다르지 않다. 한솥밥을 먹는 동료들 사이에서도 연구 내용에 대한 열띤 토론이란 좀처럼 기대하기 어려울 정도이니 참으로 심각한 문제가 아닐 수 없다.

물론 이러한 분석적 연구 덕분에 우리는 수많은 인체의 신비를 밝혀낼 수 있었다. 유전자, 분자, 분자 간의 상호작용, 신호전달체계 등 세포의 세세한 작용까지 파헤친 노력은 찬사를 받아 마땅하다. 특정 유전자와 이를 통하여 생성된 분자의 작용을 규명하고자 유전자 녹아웃(knock-out)이나 유전자 트랜스펙션(transfection) 실험 등을 실시하였고 그 결과 세포의 기능을 제대로 파악할 수 있었다.

반면에 이러한 추세가 부른 폐단이 존재한다는 사실도 인정해야만 한다. 다름 아니라 갈수록 자연계를 벗어난 실험방식에 전문인력과 연구비를 쏟아붓는 경향이 강해진다는 것이다. 예를 들어 녹아웃 쥐 실험으로 얻은 자료는 분명 의미 있는 정보를 내포하고 있다. 그러나 상식적으로는 자연계에서 발생할 수 없는 질병에 대한 연구에 몰두하는 결과를 가져오고 말았다.

저명한 학술지일수록 이러한 경향이 강하다. 그들은 제아무리 흥미로운 발견일지라도 일상 속에서나 자연계에서 벌어지는 현상에는 더 이상 관심을 두지 않는다. 최근 내가 속한 팀에서 진행하는 연구를 예로 들어보자. 실험결과, 우리는 노령의 실험쥐처럼 면역력이 저하된 상태에서도 동물의 몸은 생리적으로 자가항체(自家抗體, autoantibody)를 만들어낸다는 사실을 발견할 수 있었다. 갓 태어난 새끼 쥐도 마찬가지였다.

우리 인간의 신체에는 외부 항원(抗原)에 반응하는 일반적인 면역시스템 이외에 신체 내부의 이상을 감시하는 오래된 면역시스템이 존재한다. 이 오래된 시스템은 자기응답성(自己應答性)을 발휘하거나 자가항체를 만드는 림프구로 구성된다. 이 같은 시스템이 특히 새끼 쥐와 노령의 쥐에서 활성화한다는 점은 참으로 놀라운 사실이 아닐 수 없다. 그렇지만 현대의학에 종사하다보면 이러한 '자연현상'을 규명하고자 노력하는 연구를 하찮게 보는 경향이 팽배함을 뼈저리게 느끼게 된다.

현대의학의 연구가 지닌 취약점은 다름 아닌 분석적인 연구와 인위적인 실험에 편중된 나머지 자연 속에서 발생하는 생명현상의 전체상(全體像)을 파악하기 어려워졌다는 점이다. 이 때문에 의학분야의 연구성과가 실질적인 임상 치료로 이어지지 못하는 상황에 처하게 된 것이다. 따라서 이들 연구에 몸담고 있는 연구자 스스로 이러한 실상에 눈뜨는 것이 미래를 좌지우지하는 관건인 셈이다.

그러면 연구방식의 문제점에서 현대의학의 치료가 지닌 문제점으로 화제를 돌려보자. 현대의 의료는 한마디로 무균법(無菌法)과 마취기술의 진보에 힘입어 외상(外傷) 등의 응급처치분야에 큰 힘을 발휘한다고 말할 수 있다. 참으로 든든한 존재가 아닐 수 없다. 쉽게 말하자면 외과영역의 비약적인 발전이야말로 현대의 의료분야의 특징이라 하겠다. 그 뒤를 이어 백신과 항생물질의 뛰어난 효과를 들 수 있다.

이와 같은 눈부신 발전 뒤에는 폐해가 수반되기 마련이다. 현대의학의 치료분야는 외상이나 급성 감염증에 국한된, 이를 제외한 만성질환에 대해서는 막다른 골목에 몰렸다고 봐야 마땅하다. 암, 교원병, 염증성 장질환 등의 치료에는 충분한 효과를 거두지 못하고 있다. 아토피성 피부염이나 기관지천식 등의 치료에도 어려움을 겪고 있다. 하지만 이들 질병의 원인을 밝혀내면 의료분야의 미래에 밝은 서광을 비출 수 있다.

지금처럼 유전자나 분자의 세세한 기능을 연구하는 데에만 집착하는 상황에서는 결코 발병 메커니즘을 파헤칠 수 없다. 왜냐하면 질병이란 무리한 생활방식과 고달픈 환경, 심적 괴로움 등이 스트레스가 되어 발병하기 때문이다. 더불어 시대가 변하면 병의 원인도 따라서 변한다는 이치를 이해해야 한다. 이러한 섭리를 깨닫지 못한다면 결국 눈부신 연구성과와 발전이 무색하리만큼 인류의 적인 질병 퇴치의 꿈과는 멀어져만 가는 악순환에서 헤어날 수 없을 것이다.

질병의 원인을 밝혀내지 못하면 별수 없이 대증요법에 의지할 수밖에 없다. 현대의 의료현장에서는 엄청난 양의 소염진통제, 스테로이드 호르몬, 항히스타민제, 항암제 등 다양한 약물이 소비되고 있다.

하지만 이들 의약품 가운데 어느 하나도 질병을 근본적으로 치료하지는 못한다. 하물며 그 실체를 일반인은 물론 의사들조차 제대로 알지 못하고 있다. 그럼에도 현실은 물밀듯이 병원으로 밀려드는 환자들을 맞느라 정작 의사들은 환자를 고치지도 못하면서 눈코 뜰 새 없이 바쁘기만 하다. 이는 어느 나라나 마찬가지일 것이다.

가장 심각한 문제는 환자를 고통스럽게 하는 대부분의 증상이 다름 아닌 병이 치유되는 일련의 과정이라는 사실마저 의료 관계자들의 뇌리에서 점차 잊혀져간다는 점이다. 중증의 화상이나 심각한 부상, 동상 등의 질환은 하나같이 조직이 파괴되면 붓고 열이 나며 통증을 유발하면서 낫기 마련이다. 대부분의 조직장애와 관련된 질환은 이와 동일한 단계를 거쳐 완치된다.

더욱이 원인은 모른 채 그저 고통스러운 증상만을 경감시키는 대증요법을 장기간 지속하면 질병을 스스로 회복할 기회를 빼앗고 마는 결과를 낳게 된다. 바로 이러한 현실을 직시하는 순간, 현대의학과 현대의료의 새 지평(地平)이 열리게 되는 것이다.

동양의학의 특징

음양사상에 바탕을 둔 동양의학의 관점과 체내를 조절하는 자율신경계의 기능은 일맥상통하는 점이 많다. 인간의 몸과 마음의 기능은 자율신경으로 연결되어 있다. 때문에 생활방식이나 사고방식이 편향되면 자연히 자율신경도 균형을 잃고 교감신경(交感神經)이나 부교감신경(副交感神經) 중 어느 한쪽으로 치우치게 된다.

이를 좀더 구체적으로 설명하면 교감신경계가 활성화되면 매사에 과도하게 열중하거나 무리한 상태가 이어지면서 결국 건강을 해치고 만다. 반대로 부교감신경계가 활성화되면 지나치게 긴장이 풀려 신체 능력이나 기력이 저하되고 스트레스를 이기지 못하여 결국 병에 걸리게 된다.

동양의학의 음양(陰陽)과 허실(虛實) 사상은 이러한 자율신경계의 작용과 생활방식의 문제를 제대로 이해하는 데 상당히 도움이 된다. 물론 이들 사상을 시대적 변화에 발맞춰 새로운 언어로 표현하는 데 어려움이 있다 보니 일반인들의 인식이 좀처럼 확산되지 않는 것도 사실이다. 그렇지만 분명한 점은 심신을 총체적으로 이해하고자 하는 동양의학의 방향성(方向性)이 분석적 연구보다는 치료분야에 훨씬 기여하고 있다는 것이다.

다음은 동양의학에서 사용되는 미병(未病)이나 냉기(冷氣)에 대하여 살펴보고자 한다. 현대의 의료는 검사결과에만 의존하여 환자의 건강상태가 불량(不良)하다거나 부정형(不定形) 신체증후군을 호소하는 경우에는 효력을 발휘하지 못한다. 왜냐하면 이들 환자의 대부분이 검사결과에서 특이한 점을 발견할 수 없기 때문이다.

따라서 검사를 통하여 이상이 발견될 정도로 병을 악화시키기 전에 환자의 건강상태를 가늠하는 것이 무엇보다 중요하다. 즉, '미병(未病)'이라는 개념에 우리는 주목할 필요가 있다.

우리 몸은 반드시 검사를 통해서만 문제점을 알 수 있는 것은 아니다. 일상생활에서 무리를 하게 되면 안색(顔色)이 나빠지고 손발이 차가우며 어깨가 뻣뻣해지거나 잠을 이루지 못하는 등 다양한 증상이 나타난다.

서양의학도 마찬가지로 자율신경계의 작용에 초점을 맞춘다면 충분히 미병(未病)상태를 파악할 수 있다. 현대의학이 미병(未病)이라는 개념을 적극적으로 받아들인다면 환자의 편중된 생활방식이나 사고방식을 바로잡는 처방도 가능하다. 이는 곧 약물에 의존한 대증요법에 치중된 치료에서 벗어날 길을 여는 것이다.

또한 일반인들도 이제는 툭하면 병원을 찾고 약을 복용하는 습관에서 벗어날 필요가 있다. 자율신경계의 작용에 대한 지식을 습득하면 동양의학의 중추를 이루는 '냉기(冷氣)' 개념이 쉽게 이해될 것이다.

무리한 생활방식이나 심적 고민 등이 원인이 되어 교감신경을 긴장시키고 혈관이 수축함에 따라 혈류장애를 일으킨다. 다시 말해 안색이 좋지 못하거나 손발이 찬 증상은 교감신경의 과도한 긴장상태로 인하여 나타나는 것이라고 이해할 수 있다.

반대로 너무 느긋한 생활방식도 냉기와 관련이 있다. 생활이 편하다 보면 대사열량이나 근육의 방열량을 감소시키기 때문에 저체온 증상에 빠지게 된다. 금방 몸이 피로하고 기력이 떨어져 쉽게 병에 걸린다. 이때야말로 스트레스의 공격은 치명적이다. 이것이 바로 부교감신경이 자극을 받았을 때 일으키는 질환이다.

이처럼 자율신경계의 기능을 통하여 '냉기는 만병의 근원'이라는 동양의학적 관념을 설명할 수 있다.

하지만 만병을 부르는 냉기의 공격에 우리의 몸이 쉽게 백기를 들 것이라 생각한다면 오산이다. 인체는 스트레스가 줄어들면 발열 등과 같은 치유적 반응을 일으키도록 설계되어 있다. 이러한 반응은 동양의학에서는 일찍이 잘 알려진 현상이다.

일본 에도시대에 활약한 명의 고토 곤잔(後藤艮山, 1659~1734)이 저서에 "명현(瞑眩)반응이 나타나지 않으면 그 병은 나을 수 없다"라고 기록한 구절을 보아도 알 수 있다. 여기서 명현반응은 붓기, 발열, 통증 등을 일으켜 병을 치유하고자 하는 부교감신경의 반사작용을 가리킨다.

그런데 현대에는 이러한 명현반응을 억제하려고 소염진통제나 스테로이드 호르몬 등을 지나치게 사용하는 경향이 있다. 물론 붓기, 발열, 통증 등의 증상은 한없이 고통스럽다. 그렇지만 완치를 위한 자연스러운 과정이기에 무리하게 저지하면 오히려 인체에 해가 된다.

이 글을 읽는 독자 여러분은 이제 현대의료의 아킬레스건이 무엇인지 충분히 이해했으리라 믿는다. 명현반응이란 한마디로 대사를 항진시켜 조직을 회복시키는 과정이다. 그리고 이들 과정에 깊이 관련된 조직 호르몬으로는 프로스타글란딘(prostaglandin)이 있다.

또한 명현반응은 스트레스 상태에서 해방될 때 우리 몸에서 발생하는 자연반응이다. 그런데 이 반응을 인위적으로 일으키는 방법도 있다. 바로 동양의학에서 이용되어온 한약(漢藥), 침구(鍼灸), 지압(指壓), 기공(氣功), 정골(整骨) 등의 치료법이 그것이다.

그러면 유구한 역사 속에서 끈질기게 살아남아온 동양의학적 치료법의 메커니즘에 대하여 살펴보자.

대부분의 한약은 맛이 쓰다. 그리고 과다 복용하면 오히려 인체에 해로운 독이 된다. 물론 입에 쓰지 않은 약재라도 일상적인 식재료(食材料)로는 적합하지 않다. 이처럼 체내에서 독으로 작용하는 약재를 소량만 섭취해도 우리 몸은 배설반응을 일으키게 된다. 이 반응이 다름 아닌 부교감신경계의 반사작용이다. 때문에 변비가 해소되고 이뇨(利尿)나 혈행(血行)을 촉진하는 등의 작용을 일으키는 것이다.

우리는 한약재가 아니더라도 고추, 고추냉이, 생강, 겨자, 식초 등과 같은 다양한 양념으로 다채로운 식생활을 즐기기도 한다. 이들 양념은 많이 섭취하면 독이 되지만 소량이라면 배설작용 등 부교감신경 반사를 일으켜 건강을 유지하는 데 한몫을 톡톡히 하는 재료들이다.

인간이라는 동물은 쓰고 맵고 신맛과 고약한 냄새, 끈적이는 점액질 등으로 독물(毒物)을 구별한다. 그리고 이들 감각을 몸으로 느낄 때 부교감신경 반사를 일으켜 건강한 상태를 유지할 수 있는 것이다.

동양의학의 침과 뜸을 이용한 치료법 또한 불쾌감으로 신체를 자극하여 배설반응을 일으키는 방법이다. 몸속에 금속물질을 집어넣으니 얼마나 위험하겠는가. 우리 몸은 위협적인 존재의 침입을 감지하자마자 재빨리 부교감신경 반사를 일으켜 체내의 노폐물을 배출하는 기능을 작동시

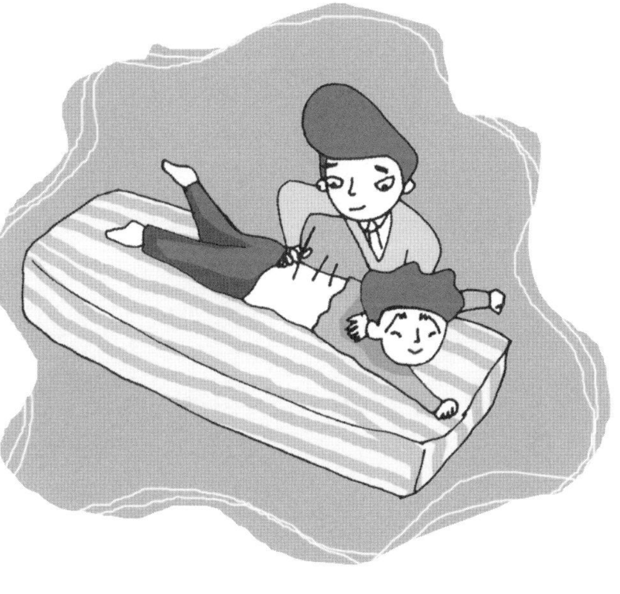

킨다.

이처럼 동양의학은 통증과 발열 등과 같은 인체에 해로운 반응을 이용하여 병을 치료하려는 지혜에서 시작되었다.

동양의학은 식사요법이나 입욕, 지압 등과 같이 직접적으로 몸에 이로운 영향을 미치는 처방뿐만 아니라 고통스럽지만 우리 몸이 스스로를 보호반응을 일으키도록 유도하는 방법도 이용한다. 서양의학에서는 대부분 약물을 사용하여 대사작용을 저해하는 방법을 이용하는데, 그보다는 자율신경 반사를 이용하는 치료법도 존재한다는 사실을 인식할 필요가 있다.

자율신경의 작용이 중요하다

자율신경은 체내 질병 유발과정에 깊이 관여한다. 자율신경의 작용이 얼마나 중요한지 깨닫지 못한다면 깊이 있는 분석을 한들 발병 메커니즘을 밝혀내기란 어렵다.

인간은 다세포동물(多細胞動物)이다. 자율신경은 다세포동물을 구성하는 조직을 제어하고 적절히 균형을 조절하는 역할을 담당하는 조절계(調節系)로서 매우 중요한 위치를 차지하고 있기 때문에 무엇보다 자율신경에 대한 올바른 이해가 필요하다.

인간은 낮시간 동안 대부분 활동을 하면서 보낸다. 이때 지치지 않고 끊임없이 움직일 수 있도록 몸상태를 유지시키는 역할을 담당하는 것이 자율신경의 하나인 '교감신경' 이다. 그리고 휴식이나 수면을 취하는 저녁시간 동안 몸상태를 지탱하는 역할은 '부교감신경' 이 맡고 있다.

교감신경과 부교감신경이 서로 밸런스를 이루며 안정적으로 작용할 수 있어야 낮에 열심히 일하고 밤에 깊은 잠을 청하는 규칙적인 하루하루를 보낼 수 있게 된다. 이런 생활이 이어질 때 건강한 삶을 영위할 수 있는 것이다.

하지만 살다보면 무리할 때도 있고 걱정 때문에 뜬눈으로 밤을 샐 때도 있기 마련이다. 그럴 때마다 자율신경의 균형은 한쪽으로 치우치고 만다. 결국 발병의 원인을 제공하게 된다. 신체적인 부담(負擔)과 심적인 고통(苦痛)으로 야기되는 교감신경의 긴장상태이지만 그 순간만큼은 위기에 대처하려는 반응이라고 보아 마땅하다.

동물은 위기에 처한 순간, 상대를 공격하거나 위험한 상황에서 빠져나오려고 재빠르게 행동한다. 인간도 마찬가지이다. 교감신경의 긴장상태에서 나타나는 맥박 상승, 혈압 상승, 혈당 상승 등의 증상은 이러한 위기를 극복하는 데 필요한 신체적 변화이다. 또한 혈관 수축으로 인한 저체온도 마찬가지 경우이다.

흔히 말하는 순발력을 발휘하려면 해당계(解糖系) 혐기성 대사를 통하여 에너지를 얻어야만 가능하다. 즉, 위기를 극복하는 최적의 조건이 바로 고혈당, 저체온이다. 그렇지만 스트레스로 인한 고혈당, 저체온 상태가 오랜 기간 지속되면 병을 부를 수 있다. 고혈압, 당뇨병, 냉병 등과 같은 질병이 그 구체적인 예이다.

교감신경은 혈관에 엉켜 있는 형태로 말단부위에 분포한다. 교감신경을 자극하는 호르몬으로는 신경 말단에서 분비되는 노르아드레날린이 있으며, 이 외에도 부신수질에서 분비되는 아드레날린은 전신에 이르는 교감신경 자극상태를 유도한다. 뇌에서는 도파민이 교감신경 자극물질의 역할을 한다. 이들 3가지 종류의 물질을 총칭하여 '카테콜아민(catecholamine)'이라 부르며 L-도파부터 순서대로 산화과정을 거쳐 생성된다.

파킨슨병이나 파킨슨증후군의 경우 환자들이 호소하는 주된 증상으로 근육 긴장과 변비를 들 수 있는데, 이는 본래 교감신경의 긴장상태로 유발되는 질병의 일종이다. 따라서 잘 알려진 L-도파 물질을 이용한 약물치료는 오히려 교감신경을 자극하여 병을 악화시킬 위험이 있다.

그럼에도 굳이 L-도파를 사용하는 이유는 무엇인가. 교감신경의 긴장상태는 일시적으로 혈류량(血流量)을 증가시킨다. 따라서 처음 1, 2주 동안은 호전된 듯 보였을 것이고 결국 잘못된 치료법이 정착하게 된 것이다. 게다가 파킨슨병이 뇌간 흑질(黑質)에서 도파민을 생산하는 세포에 이상이 발생하면서 유발된다는 점에만 주목한 나머지 질병에 대한 종합적인 관점에서 대처하지 못했기 때문이다.

교감신경은 본래 우리 몸이 활동할 수 있도록 도와주는 역할을 한다. 하지만 잘못된 생활방식 때문에 하루 중 대부분을 긴장상태로 지낸다면 누구든지 병에 걸리고 말 것이다. 교감신경의 긴장상태를 유발하는 원인을 덧붙이면, 낮은 온도에 노출된 환경(지나친 냉방 등), 밤늦도록 깨어있다거나 컴퓨터 모니터를 장시간 들여다볼 때, 약물 과다 복용, 분노 · 공포감 · 불안감에 항시 노출되어 있는 상태 등을 들 수 있다. 편향된 생활방식과 잘못된 사고방식이야말로 가장 큰 병의 원인인 셈이다.

이와 반대로 우리 몸이 쉴 수 있도록 유도하는 자율신경이 부교감신경이다. 예를 들어 밤이 되어 잠자리에 들었을 때가 바로 부교감신경의 우위상태이다. 맥박이 떨어지고 혈압과 혈당이 저하되는 상태가 뇌가 편안함을 느끼는 상태이다. 또한 소화기관의 활동도 부교감신경이 주관한다는 사실을 알아야 한다. 인간의 뇌는 음식물을 섭취하면 기분이 좋아지는데 이는 부교감신경이 작용하기 때문이다.

질병을 예방하는 차원에서도 안정적인 생활태도는 매우 중요하다. 가장 이상적인 삶이란 낮에 열심히 활동하고 쾌면(快眠)을 취하며 적당한 식사량을 섭취하는 과정을 반복하는 생활이다. 이렇게 살아간다면 왕성한 활동을 하면서도 건강하게 천명(天命)을 다할 수 있을 것이다. 그러나 지나치게 부교감신경에 의지하는 생활은 또 다른 위험을 부를 수 있다. 특히 선진국과 같이 생활이 윤택한 곳에서 사는 사람들일수록 이 점에 대하여 제대로 인식할 필요가 있다.

세상이 편리해지다보면 지나치게 편한 생활에 익숙한 삶을 살아가는 사람들이 늘어날 수밖에 없다. 상대적으로 근력이 저하되고 쉽게 피로를 느낀다. 더욱이 정신적으로 무기력한 상태에 빠지게 된다. 요 근래 아이들을 보고 있으면 쉽게 지치고 무기력해 보이는 아이들이 많아졌다는 생각이 든다. 스트레스에 대한 내성(耐性)이 부족하여 집단 따돌림 등을 이유로 학교 가기를 거부하는 학생들이 늘어나고 있다.

부교감신경의 우위상태는 자세(姿勢)를 악화시키는 원인이 되기도 한다. 근력을 단련하면 뼈도 튼튼해지는데, 편한 생활이 계속되다보면 골격이 약해지고 자세도 흐트러지게 된다. 음식물을 씹는 힘도 저하된다. 격렬한 전신운동을 하다보면 자연스럽게 이를 악물게 되는데, 그 결과 턱 골격의 발달을 촉진시킬 수 있다.

발병 메커니즘을 이해하려면 가장 먼저 알아야 할 부분이 생활방식과 자율신경의 작용이다. 다세포동물을 지탱하는 근원이 되는 조절계의 중요성에 대하여 제대로 인식할 필요가 있다.

병이 생기는 메커니즘

단세포생물이 존재하던 시대의 산증인이나 다름없는 대식세포(大食細胞)는 면역계 세포의 뿌리와 같다. 우리 몸을 질병으로부터 보호하는 기능을 담당하는 모든 세포들이 대식세포에서 파생된 것이다.

가장 먼저 완성된 외배엽(外胚葉) 세포를 제외한 모든 중배엽(中胚葉) 세포의 기원이 바로 대식세포이다. 성숙된 대식세포와 비교하여 중배엽으로 분화한 미성숙한 세포를 중간엽(中間葉) 줄기세포(mesenchymal stem cells)라 한다. 중간엽 줄기세포는 성숙된 대식세포와 마찬가지로 온몸 구석구석에 분포하고 있다.

하등생물인 다세포생물 가운데 면역 기능을 담당하는 세포는 모두 대식세포의 일종이다. 다세포생물이 척추동물로 진화하는 과정에서 과립구(顆粒球)와 림프구(lymph球)가 파생되었고, 이후 과립구는 호중구(好中球)를 시작으로 호산구(好酸球)와 호염구(好鹽球)로 분화되었다. 한편 림프구는 NK세포, T세포, B세포로 분화하여 오늘날에 이른다. 모든 포유동물은 이들 면역세포를 전부 갖추고 있으며 이를 '백혈구'라 부른다.

인체의 혈액을 구성하는 성분으로 적혈구와 백혈구가 있다. 이들 모두 대식세포에서 진화한 세포들이다. 대식세포가 헤모글로빈을 생성하고 산소를 운반할 목적으로 파생시킨 세포가 적혈구이다. 과립구는 대식세포의 탐식능(貪食能)이 향상되어 세균을 처리하는 역할을 맡았다. 더불어 대식세포의 탐식능이 진화되어 항체(抗體)를 생성하는 역할을 담당하게 된 세포가 림프구이다. 특히 림프구는 바이러스와 이종단백 등과 같은 항원(抗原)에 대응하여 항체를 생성하고 이들 미생물을 응집시켜 무해한 존재로 만드는 수준까지 진화하였다.

과립구는 구체적으로 세균(細菌)과 진균(眞菌)을 처리한 다음 화농성 염증을 일으킨다. 혈액 내에서 과립구가 차지하는 비율도 60%로 가장 많다. 높은 수치만으로 체내에서 과립구의 작용이 얼마나 중요한지 미루어 짐작할 수 있을 것이다. 일상적인 활동을 하다보면 상처를 입게 되는 일은 다반사다. 과립구는 이런 때에 상처부위를 통하여 침입해 들어오는 세균과 싸울 채비를 하고 항시 대기하고 있는 것이다.

현대의학에는 이상과 같은 과립구의 기능만 중시하는 편중된 시각이 존재한다. 그러나 세균 처리라는 중책을 맡고 있는 과립구일지라도 지나치게 증가하면 조직을 파괴하는 병을 유발시킬 수 있다. 이 사실을 우리는 절대 간과해서는 안 된다. 대부분의 과립구는 골수(骨髓)에서 만들어져 이곳에 저장된다. 또는 말초혈관(末梢血管)에 분포하기도 하며 혈액을 타고 돌아다니면서 소화기관의 점막(粘膜)이나 피부의 모근(毛根) 등에 상재하는 세균을 찾아간다.

이처럼 과립구는 상재균(常在菌)이 몸속으로 침입할 때를 대비한 세포이다. 적당한 수의 과립구가 혈액을 통하여 체내 경비태세를 갖추는 것만큼 중요한 기능도 없다. 하지만 문제는 대량의 과립구가 몰려들 때이다. 과다한 스트레스로 인하여 교감신경의 긴장상태가 지속되면서 과립구를 자극하고 증식시킨다. 급속히 증가한 과립구는 상재균과 반응하여 화농성 염증을 일으키고 조직을 파괴하는 무시무시한 병을 유발한다.

이러한 작용을 잘 헤아리고 있어야 발병 메커니즘을 제대로 이해할 수 있다. 과립구가 비정상적으로 증가하면 점막과 피부뿐 아니라 체내의 상재균이 거의 존재하지 않는 기관도 조직 파괴를 일으키게 된다. 췌장염(膵臟炎), 자궁내막증(子宮內膜症), 난소낭종(卵巢囊腫), 돌발성 난청(突發性 難聽, sudden deafness)과 같은 질환이 그것이다. 메니에르증후군의 경우도 과립구가 증가하여 내이(內耳)의 반고리관을 공격하기 때문에 유발되는 병이다.

과립구는 스트레스가 지나칠 경우 생산기관인 골수에 직접적으로 화농성 염증을 일으킬 때도 있다. 이것이 바로 골수염(骨髓炎)이다. 예를 들어 젊었을 때는 편의점 등에서 야간 아르바이트를 하기도 하는데, 이러한 환경에서 발병되기 쉽다. 밤샘 작업이 신체에 부담을 주어 교감신경의 긴장상태를 촉진하면서 유발된다.

특히 현대사회는 심적 부담이 가중되기 쉬운 환경의 연속이다. 때문에 스트레스는 우울증과 같은 정신질환을 유발시킬 뿐만 아니라 조직을 파괴시키는 병까지 일으키는 원인이 되기도 한다. 이러한 과정에 과립구가 밀접히 관계하는 것이다.

혈액 속 백혈구 중에서 나머지 35~40%를 차지하는 세포가 림프구이다. 림프구의 기능은 참으로 다양하다. 외부로부터 침입해오는 이물질에 대항하여 항체를 만들고 이들 물질을 응집시켜 무독(無毒)한 존재로 만든다.

이밖에도 체내에서 생성되는 이물질과 비정상 세포를 처리하는 작용도 한다. 예를 들어 암세포를 제거하는 역할도 림프구의 몫이다. 림프구는 혈액뿐만 아니라 림프절(lymph節), 췌장(膵臟), 장관(腸管) 점막에 존재한다. 림프구의 기능 가운데 흥미로운 점은 항원을 만난 후에 항체의 클론을 증식시키고 확대시킨다는 것이다. 흔히 말하는 감염증(感染症)의 잠복기이다.

이처럼 면역체계의 중추를 이루는 림프구의 특징 중에서 주목할 점이 바로 그 수와 기능에 부교감신경이 밀접히 관여하고 있다는 것이다. 참고로 과립구의 수가 증가하는 원인은 스트레스 때문인데 이는 과립구가 교감신경의 지배를 받기 때문이다. 요컨대 면역기능을 감독하는 림프구가 부교감신경의 지배를 받기 때문에 안정된 생활이 가능하고 나아가 면역력을 향상시켜 건강한 삶을 영위할 수 있게 되는 것이다.

하지만 지나치게 편한 생활은 림프구를 과다 증식시키기 때문에 과민한 체질을 만든다. 이것이 알레르기질환의 발병 메커니즘이다. 일본과 같은 선진국에서는 다양한 알레르기질환이 발견되고 이 때문에 고통 받는 아이들의 수도 늘어만 가고 있다.

과도한 당분 섭취와 운동 부족, 더욱이 과보호 속에서 자라나기 때문에 부교감신경이 지나치게 우위인 생활을 할 수밖에 없다. 결국 림프구가 과다 증식하여 알레르기 체질이 된다. 아토피성 피부염, 기관지천식, 알레르기성 비염 등에 걸리는 것이다.

이처럼 백혈구가 자율신경의 지배를 받는 것을 '백혈구에 대한 자율신경 지배법칙' 이라 부른다. 편향된 생활방식이 어떤 식으로 조직을 파괴하는 질병과 알레르기성 질환으로 이어지는지 그 메커니즘을 발견해 낸 것이다. 이러한 발견의 발판이 된 이론이 도호쿠대학(東北大學) 강사를 역임한 사이토 아키라(齋藤章) 씨의 주장이다. 1940년대 사이토 씨가 처음으로 밝혀낸 이 이론이 지니는 의미는 지금도 변함이 없다.

체온을 상승시키는 방법

체온은 생활방식을 가늠하는 척도가 된다. 사람은 생활방식에 따라 기초대사량(基礎代謝量)이 변하고 체온이 달라진다. 활동적인 사람은 체온이 높은 반면, 매사 느긋한 사람은 체온이 낮다. 이 두 유형이 적절히 섞인 생활을 하는 사람의 체온은 36.5℃이다. 즉 이보다 체온이 높아 가령 36.8℃ 정도라면 바쁜 생활이 계속되었음을 뜻하고, 체온이 낮아 예를 들어 36.2℃ 정도라면 편한 생활에 젖어있거나 조용한 성격의 소유자인 것이다.

평소 겨드랑이의 체온을 측정하는 습관을 들이자. 체온은 자신의 생활수준을 진단할 수 있을 뿐만 아니라 생활방식을 되돌아보는 지침이 되기도 한다. 몸상태가 좋지 않을 때는 대부분 평소보다 체온이 0.3~0.5℃ 정도 낮다.

오늘날의 의료현장에서는 일반적으로 입원환자의 체온을 하루에 두 번 정도 측정한다. 하지만 기록에 그칠 뿐 정작 제대로 활용되는 경우는 드물다. 기껏 발열(發熱) 정도를 문제 삼아 해열제나 항생물질을 투여하는 데에 그치고 마는 것이다. 체온은 환자의 병세(病勢) 파악을 위한 잣대가 될 수 있다는 점을 간과해서는 안 된다. 그리고 생활하는 데에 올바른 지침이 된다는 사실을 잊지 말자.

기초대사량은 그 사람의 생활방식과 밀접한 관계가 있다. 의학적인 면에서는 자율신경의 상태와 상관관계를 이룬다. 활동적인 생활방식이란 교감신경이 우위인 생활을 일컫는다. 그리고 정적인 생활방식은 부교감신경이 우위인 생활을 뜻한다. 최근 저체온인 아이들이 늘고 있다고 한다. 과식을 하고 운동 부족인 생활방식은 부교감신경이 우위인 상태가 지속되어 저체온이 될 수밖에 없다.

이번에는 편중된 생활태도 때문에 유발되는 병리적(病理的) 저체온에 대하여 알아보자. 활동적인 생활태도는 체온을 상승시키지만 한계는 있기 마련이다. 체온이 37.2℃ 정도에 이르면 다시 떨어지기 시작하는데, 교감신경이 과도한 긴장상태에 이르면서 점차 혈관의 수축 정도가 강해져 결국 혈류장애를 일으키기 때문이다. 즉, 무리한 생활을 지속하여 병에 걸리는 유형의 사람들이 이에 속한다.

대부분의 질병은 생활방식에 무리가 오면서 저체온 상태일 때 발병한다. 특히 신장병, 안질환, 당뇨병, 부정맥 등이 이러한 유형에게 발병되는 질환들이다. 이들 질병을 앓는 환자의 체온은 채 36.0℃에도 이르지 못할 정도로 낮다. 분명 안색이 나쁘고 손발도 찰 것이다. 이 같은 질환은 약물치료도 소용없다. 무엇보다 생활방식을 바로잡고 신체를 따뜻하게 하는 방법이 제일인 것이다. 이 방법이 병을 근본적으로 치료하는 지름길이다.

생활방식이 부교감신경쪽으로 편중될 때도 저체온 상태에 빠지게 된다. 지나치게 편한 생활은 기초대사량이 적어 체온이 오르지 않는다. 근육에서 발생하는 열도 적기 때문에 체온이 더 낮아질 수밖에 없다. 아동의 저체온증이나 성인의 만성피로증후군 등은 이러한 유형에게 발병되는 질환의 일종이다. 몸을 움직이지 않으면 자연히 체온이 떨어지게 된다. 따라서 목욕이나 가벼운 체조를 통하여 체온을 상승시키면 증세가 호전될 수 있다.

저체온으로 인하여 발생하는 문제 중 하나가 바로 기력(氣力) 저하이다. 즉, 활력을 잃는 것이다. 원기(元氣)가 부족하면 우리 몸을 구성하는 다양한 세포들이 단백질을 합성할 수 없게 된다. 그 결과 각각의 세포가 맡은 바 기능을 완수하지 못하게 된다.

예를 들어 피부세포의 케라틴 합성작용이 저하되면 피부가 탄력을 잃고 약해지면서 초췌하고 푸석푸석해진다. 이러한 변화는 비단 피부에서만 일어나는 것은 아니다. 체내 모든 세포의 단백질 합성 기능에 문제가 발생한다. 다만 신체기관 중에서 외부세계와 가장 근접한 부위가 피부이기 때문에 저체온으로 인한 피해가 가장 먼저 드러날 뿐이다.

신장은 저체온의 영향을 피부 다음으로 잘 받는 부위이다. 저체온은 한마디로 혈류장애에 따른 증상이므로 혈액순환이 원활하지 못하면 소변을 만들어내는 신장에 문제가 발생하게 된다.

일반적인 신장병 치료는 환자에게 혈압강하제(血壓降下劑)나 이뇨제(利尿劑)를 투여한다. 그러나 이런 방법으로 과연 혈류량을 증가시킬 수 있을지 의문이다. 오히려 혈압강하제는 말초 혈액의 순환을 억제하고 이뇨제는 탈수로 인하여 혈류를 악화시키는 결과를 부르고 만다. 신장병의 경우도 마찬가지로 체온을 높여서 혈류를 증가시키는 방법이 가장 근본적인 치료라 할 수 있다.

80세를 넘긴 노인의 경우 활동량이 줄기 때문에 생리적(生理的)으로 체온이 저하된다. 그러나 평균적인 체온은 36.3℃ 안팎이다. 생각보다 높은 수준으로 체온을 유지하는 것이다. 한편 35.7℃ 정도의 저체온 상태에서도 장수하는 사람이 있다. 한마디로 절전형(節電型) 인간인 셈이다. 실제로 건강한 상태를 유지할 수만 있다면 다소 체온이 낮아도 별 문제는 없다. 특히 마른 체형은 근육에서 발생하는 열이 적기 때문에 저체온 상태라도 장수하는 사례가 많다고 한다.

저체온의 비율이 높은 질병으로 암과 우울증을 꼽을 수 있다. 요컨대 무리한 생활방식이 만성적인 경과를 밟으면 암이 발생하거나 정신적인 질환으로 이어지는 법이다. 즉, 발병 메커니즘에 에너지 생성계가 깊이 관여하고 있음을 알 수 있다. 암세포는 미토콘드리아의 수가 적고 해당계 중심의 에너지 대사를 하는 세포이다. 저체온과 저산소 환경에서 살아남고자 암세포가 된 것이다. 따라서 암세포가 살기 힘든 환경을 조성하려면 체온을 상승시켜서 미토콘드리아의 기능을 부활시키면 된다.

뇌신경세포에는 미토콘드리아 수가 특히 많다. 그런데 고통스러운 환경이 지속되고 저체온 상태에 빠지게 되면 미토콘드리아의 작용이 저하되면서 우울증을 일으키게 된다. 요컨대 우울증은 저체온으로 유발되는 질병이며 이러한 원인 때문에 환자의 안색이 나쁜 것이다. 바로 이 점을 이해해야 한다. 따라서 곧바로 항우울제에 의지하지 말고 체온을 상승시켜 병이 호전될 수 있도록 노력하자. 현대인은 그야말로 스트레스 사회라는 혹독한 환경에 처해 있다. 누구에게나 암과 우울증이 찾아올 위험 속에 살고 있는 것이다.

가장 손쉽게 체온을 상승시키는 방법은 외부의 열을 이용하는 것이다. 체조, 스트레칭 등 몸을 움직여 체온을 높이고 가급적 찬 음료는 피하도록 하자. 요즘은 여름철에도 하루 종일 냉방기를 틀어놓기 때문에 혼자 있을 때에는 에어컨을 꺼두는 등 현명한 대처가 필요하다. 그리고 환자뿐만 아니라 건강한 사람도 평소 겨드랑이의 체온을 재보며 자신의 생활방식을 가늠하는 습관을 들이는 게 중요하다.

저체온, 저산소, 고혈당이 문제다

유산소운동이라는 말을 자주 듣는다. 산책처럼 여유롭게 할 수 있는 운동을 시작으로 에어로빅댄스와 같이 적당한 움직임을 요하는 운동이나 마라톤처럼 체력 소모가 심한 운동에 이르기까지 그 종류도 다양하다.

숨이 차지 않을 정도로 지속적인 운동을 하면 에너지 생성계가 체내로 흡수된 다량의 산소를 이용하여 에너지를 생성하게 된다. 다시 말해 유산소운동은 미토콘드리아계의 에너지 생성과정이라 할 수 있다.

그렇지만 우리 몸에는 반드시 산소를 이용하여 에너지를 생성하는 구조만 존재하는 것은 아니다. 세포질에 위치한 혐기성 해당계는 포도당을 피루브산에서 젖산으로 분해하여 에너지를 생성한다. 100m 달리기나 분노 등과 같이 순간적으로 소모되는 에너지는 이 해당계를 통하여 만들어진다. 근육을 예로 들면 지구력을 발휘할 때는 미토콘드리아가 많은 지근(遲筋)이 사용되고, 순발력을 발휘할 때는 미토콘드리아가 적은 속근(速筋)이 사용되는 것과 같다.

혐기성 해당계를 통하여 생성되는 에너지는 체내 세포분열에도 이용된다. 다시 말해서 정자나 피부, 태아의 세포분열을 비롯한 모든 분열과정에 필요한 에너지는 전부 해당계를 통하여 얻고 있다. 더불어 이들 분열세포는 하나같이 미토콘드리아의 수가 적다는 점이 특징이다. 그 중에서도 정자는 세포 한 개당 미토콘드리아의 수가 100개를 넘지 않는 것으로 알려져 있다.

또한 해당계와 미토콘드리아계는 산소의 양뿐만 아니라 온도(체온)에서도 차이가 난다. 해당계는 체온이 5℃ 정도 낮은 환경에서 기능하는 반면 미토콘드리아계는 37~39℃ 정도에서 기능한다. 예를 들어 피부의 온도는 37℃보다 5℃ 낮은 32℃ 정도로 분열에 적합한 온도를 유지하고 있는 것이다. 마찬가지로 정자를 보호하는 음낭의 온도도 5℃ 정도 낮다.

이번에는 미토콘드리아계가 어떤 작용을 하는 곳인지 알아보도록 하자. 체내에서 미토콘드리아가 많이 분포하는 세포는 뇌신경세포, 심근세포 그리고 골격근 중에서 지근을 들 수 있다. 이들 기관은 모두 열이 많이 발생하고 거의 분열하지 않을 뿐만 아니라 지속적인 작용이 가능한 곳이다. 미토콘드리아는 구연산회로와 전자전달계라는 두 단계를 거쳐 에너지를 생성한다. 그 중에서도 전자전달계는 수소(H)를 양자(陽子)와 전자(電子)로 분해한 다음 전자를 흘려보낸다. 때문에 우리 몸에서 전기가 발생되는 것이다. 뇌파(腦波), 심전도(心電圖), 근전도(筋電圖) 등은 이러한 원리를 이용하여 체내 변화를 확인한다.

미토콘드리아계는 저체온, 저산소 환경에서 제 기능을 제대로 발휘하지 못한다. 이른바 혈류장애로 인하여 체온이 낮아지고 체내에 산소가 부족할 때 작용이 저하되는 것이다. 안색이 나쁘고 손발이 찬 사람이 뇌 기능의 저하로 인하여 우울증이나 치매에 걸리는 이유도 바로 이런 원리 때문이다. 혈액순환이 원활하지 못한 사람이 심장병으로 고통받는 이유도 마찬가지이다. 그리고 이러한 상태가 극에 달하여 지근이 기능하지 못하게 되면서 질병으로 이어지는 것이다.

그렇다면 왜 우리 몸은 상반된 두 종류의 에너지 생성계를 갖추게 된 것일까?

지금으로부터 20억 년 전, 당시 인류의 선조세포는 산소가 존재하지 않는 지구에서 혐기성 해당계 생명체로 살아가고 있었다. 그즈음 시아노박테리아가 방출하는 산소가 대기 속으로 퍼져나가기 시작하면서 지구는 인류의 선조세포가 살아가기 힘든 환경으로 점차 바뀌게 된다. 결국 인류의 선조세포는 산소를 이용하여 살아가는 미토콘드리아라는 생명체와 합체하기로 결심하게 되고 두 생명체의 공생이 시작된다. 미토콘드리아는 해당계 생명체로부터 양분을 얻는 대신 분열을 억제하는 역할을 맡은 것이다. 이렇게 진핵세포가 탄생하게 된다.

즉, 두 생명체의 합체를 통하여 탄생한 인간은 두 가지 에너지 생성계를 갖추게 된 것이다. 그리고 두 생성계의 기질이 다르기 때문에 서로 다른 역할을 맡아서 작용하게 되었다. 순발력과 세포분열에 필요한 에너지는 해당계가 조달하고, 지구력을 발휘하는 데 필요한 에너지는 미토콘드리아계가 조달하는 것이다. 그리고 전자는 저체온, 저산소 환경에서 기능하는 반면, 후자는 고체온에서 산소를 이용하여 기능한다.

인체는 스트레스를 받으면 교감신경을 자극하는 동시에 당질코르티코이드라는 물질을 분비한다. 이 두 반응의 강도가 세지면 혈관이 수축되면서 저체온과 혈당치 상승이 동시에 유발되는데, 이 상태가 해당계를 자극하기 쉽게 만들어 위험한 상황 등에 처했을 때 순발력을 발휘하게 되는 것이다. 하지만 문제는 이 상태가 장기화될 때이다.

해당계를 자극하는 상태가 지속되면 결과적으로 미토콘드리아계의 기능을 억제하게 된다. 요컨대 저체온, 저산소, 고혈당 상태에서 미토콘드리아는 제 기능을 발휘할 수 없는 것이다. 특히 혈액 속에 증가한 당질코르티코이드가 주로 활동하는 장소가 바로 미토콘드리아의 내부이다. 다시 말해 미토콘드리아의 기능을 직접적으로 억제하여 에너지 생성을 방해하는 것이다.

이러한 상태가 지속되면 특히 미토콘드리아가 많이 분포하는 세포군에 문제가 발생하게 된다. 예를 들어 뇌에 영향이 미치면 우울증에 걸리고 그 결과 치매로 발전하게 된다. 또 심장에 영향이 미치면 협심증, 부정맥, 심근경색을 일으킨다. 골격근 중 지근도 미토콘드리아가 많이 분포하는 곳인데, 이곳에 영향이 미치게 되면 무기력, 보행장애, 질병으로 이어지는 것이다.

이러한 문제를 예방하려면 해당계에서 미토콘드리아계로 전환할 필요가 있다. 그리고 그 필수조건이 스트레스 상황에서 빠져나오는 것이다. 몸을 따뜻하게 하여 체온을 상승시키고 심호흡을 하자. 의식적으로 태양빛을 쪼이고 가능한 한 야채를 많이 섭취하는 등의 요령이 필요하다. 이러한 주의사항을 따라야만 하는 이유를 우리는 미토콘드리아의 에너지 생성 원리에서 찾아볼 수 있다.

앞에서 언급한 바와 같이 미토콘드리아는 구연산회로와 전자전달계를 거쳐 에너지를 생성한다. 이들 작용은 온도와 산소의 영향을 크게 받는다. 더욱이 전자전달계는 수소(H)를 양자와 전자로 분해하는데 이때 자외선과 방사선의 에너지를 필요로 한다. 자외선은 태양빛을 통하여 체내로 흡수되고 방사선은 칼륨에 함유되어 세포 속으로 흡수된다.

칼륨 속에는 0.016% 정도의 칼륨40이 섞여 있다. 칼륨40은 지구가 탄생할 때에 생성된 물질로 다른 물질에 비하여 중성자(中性子)의 수가 하나 더 많다. 그렇기 때문에 상태가 불안정하여 베타붕괴를 일으킨다. 즉, 방사선(전자)을 방출하면서 양자로 변하는 것이다. 이때 발생하는 힘으로 전자전달계가 활성화된다.

칼륨이 풍부하게 함유되어 있는 야채에는 당연히 칼륨40도 많다. 야채를 많이 섭취하면 건강해지는 이유도 바로 이러한 메커니즘의 영향이라고 생각하면 이해하기 쉬울 것이다.

발병의 원인

현대의 의학계에서는 류머티즘과 같은 교원병이나 궤양성 대장염과 같은 염증성 장질환, 그리고 아토피성 피부염과 같은 알레르기질환 등을 모두 원인을 알 수 없는 질병으로 간주한다. 발병 원인을 알지 못하니 당연히 치료가 불가능하기 마련이다. 이들 병을 고칠 수 있는 의사는 어디에도 존재하지 않는 셈이다.

결국 손댈 수 없는 질병 앞에서 의사는 자신감을 잃어버리거나 정색을 하며 태도를 바꿀 수밖에 없게 된다. 소심한 의사라면 어찌할 바를 모르고 이런저런 치료법을 시도하느라 환자의 상태를 더욱 악화시키고 말 것이다. 적반하장(賊反荷杖)으로 일관하는 의사라면 좀처럼 병세가 호전되지 않아 마음 졸이는 환자의 물음에 도리어 호통을 칠 것이다. 그러나 어느 상황에서든 의사와 환자 모두 불행하기는 마찬가지이다. 더욱 살기 힘든 세상이 되어가는 듯하다.

일본 의학계는 수년 전부터 임상수련제도를 갖추어왔다. 이 제도는 이제 막 졸업한 의사들에게 2년이라는 기간 동안 여러 분야에서 수련을 하며 전문분야에 치중되지 않은 다양한 지식을 습득하도록 하려는 취지에서 도입된 것이다. 하지만 그 결과는 실패이다. 지금처럼 질병의 원인을 밝혀내지 못하는 의료 현실 속에서 젊은 의사들의 불안감은 가중되고 수련의들은 권위 있는 큰 병원으로 몰리고 말았다.

대학에서 '병은 고칠 수 없다' 고 배운 햇병아리 의사들은 자신들의 동요를 떨치고자 위신(威信)으로 무장한 곳을 선택할 수밖에 없는 것이다. 그러니 의사 한 사람이 지역 내 의료를 책임져야 하는 소규모 진료시설에서 수련을 희망하는 용기 있는 젊은이들은 좀처럼 찾아볼 수 없다. 질병을 고치지 못하는 의료분야의 실태야말로 의사들을 대도시(도쿄 등)에 위치한 큰 병원에 집중하게 만든 원인이라 할 수 있다.

지금 일본에서는 매해 8,000명에 달하는 의사가 배출되고 있다. 한편 나이 들어 진료현장을 떠나는 의사는 2,000명에 이르는 것으로 추산된다. 즉, 해마다 실질적으로 증가하는 의사의 수는 6,000명 정도이다. 그럼에도 지금 일본은 의사부족 현상으로 고심하고 있다. 특히 지방의 상황은 열악하다. 이제 그 이유를 여러분들도 충분히 짐작할 수 있을 것이다.

이러한 상황에서 벗어나려면 무엇보다 '발병 원인' 을 밝혀내는 게 중요하다. 그런데 이 문제를 해결하는 방법은 의외로 간단하다. 인간은 주어진 능력의 한계를 넘어설 때 병에 걸리는 법이다. 바로 이러한 이치를 깨닫기만 하면 되는 것이다. 과로와 심적 고통, 지나친 약물 의존 등처럼 한계치를 넘어선 생활방식은 우리 주변에서 흔히 찾아볼 수 있다. 다시 말해 시대가 변하면 질병의 원인도 따라서 변한다는 사실을 이해해야만 하는 것이다.

현대를 살아가는 우리를 둘러싼 사회 환경은 더 이상 굶주림이나 추위, 육체적 노동으로 인하여 건강을 해치는 경우를 찾아볼 수 없다. 그러나 경제발전에 따라 사회 구조가 복잡해지면서 새로이 등장한 원인들 때문에 우리의 생활은 고통받고 있다. 장시간에 걸친 업무량과 줄곧 컴퓨터 앞에서 이루어지는 일, 회사 내 인간관계 등이 현대인들의 건강을 좀먹는 원인들이다.

오랜 시간 동안 계속되는 업무란 다른 관점에서 보면 그만큼 중력(重力)의 부담이 가중되면서 병을 유발시킨다고 해석할 수 있다. 장시간 동안 서 있게 되면 피로가 증가하고 앉아서 하는 업무더라도 오랜 시간 지속되면 중력의 부하는 더해지기 마련이다. 이러한 상황은 하나같이 교감신경의 긴장상태를 유지시켜 병을 유발하는 원인이 된다. 더운 여름철 냉방상태에 오래도록 노출될 때에도 교감신경은 긴장하게 된다. 인간관계로 인한 스트레스 또한 교감신경을 날카롭게 만든다.

이렇게 보면 질병이란 무리한 생활방식에서 시작된다는 사실을 쉽게 이해할 수 있다. 무턱대고 병원을 찾고 원인도 알지 못한 채 대증요법만 반복하는 상황에 휩쓸리지 않으려면 발병 원인을 제대로 이해한 다음, 근본적인 치료를 받아야 하는 것이다.

의료분야에서 현대의 질병을 원인 불명으로 치부하여 대증요법만을 추구하고 있는 한편, 일반인들도 자신의 생활방식에 잘못된 점이 있지는 않은지 주의 깊게 살펴보려 하지 않고 우선 병원부터 찾아 처방받은 약에 의존하는 풍조가 만연하다. 오죽하면 '편의점 의료' 라는 신조어마저 탄생하였겠는가. 각종 보험의 혜택으로 본인 부담금이 줄어들면서 사람들은 24시간 언제든지 병원을 찾게 되었다. 대수롭지 않은 상황에서도 구급차를 부른다.

실상은 의료 수준뿐만 아니라 국민 수준마저 미숙한 채 덩치만 커지고 있었던 것이다. 그렇기에 더욱더 무리한 생활방식과 편중된 식사법에서 병이 유발되는 근본적인 원인을 찾아야 한다.

또한 환자 본인이 자신의 생활방식과 식습관의 문제점을 자각하는 길만이 병을 치료할 수 있다는 섭리를 이해하지 않으면 안 된다. 엄청난 양의 약물을 아무렇지 않게 처방하는 의사와 그 많은 약으로도 만족하지 못하고 정맥주사와 같은 좀더 빠른 효과를 원하는 환자의 모습에서 우리는 일본 의료의 실태를 헤아릴 수 있다. 너무나도 부끄러운 현실이다.

이러한 경향은 특히 지방에 사는 노인들에게서 강하게 나타난다. 그 옛날 의료의 혜택을 제대로 받지 못한 채 생을 마감해야 하는 상황을 그대로 보고 자란 그들에게는 심적 트라우마 때문에 일어난 반동(反動)인 것이다.

대증요법의 과용, 약물 과다 복용으로 인하여 유발되는 위험성에 대해서도 제대로 알고 있어야 한다. 예를 들어 감기에 걸린 환자에게 처방되는 해열제는 오히려 바이러스를 이겨내는 데에 불리한 환경을 조성하게 된다. 콜레스테롤 저하제를 지속적으로 복용하면 횡문근(橫紋筋) 융해증(融解症)을 일으켜 와병 신세를 면할 수 없다. 또한 혈압강하제는 말초혈관의 혈류를 억제하여 치매를 유발하는 원인이 되기도 한다. 이 세상에 장기간 복용해도 괜찮은 약물이란 있을 수 없다.

지나치게 편한 생활 또한 건강을 악화시키는 원인이 된다. 단 음식을 과다 섭취하는 식생활도 위험하기는 마찬가지이다. 편하고 걱정거리 하나 없는 안락한 생활방식은 신체의 능력을 저하시켜 고통을 배가시킨다. 몸이 약해지고 완전히 기력을 잃게 되는 것이다. 잘 먹는 생활은 젊음을 유지하기도 하지만 심혈관계통에 부하가 걸려 문제를 일으키기는 마찬가지이다.

따라서 무리를 하여도 병에 걸리고 너무 편해도 병에 걸리는 발병 메커니즘을 제대로 이해하고 유의해야 한다.

병을 치유하는 힘

우리는 다양한 병에 걸리며 살아가지만 매번 굴복하기만 하는 것은 아니다. 병마에 맞서 싸우려는 인간의 몸은 회복에 앞서서 여러 반응을 일으키게 된다. 이것이 이른바 치유반응(治癒反應)이다. 이러한 생체반응을 이해하고서야 비로소 우리는 질병의 치유단계를 헤아릴 수 있다.

화상을 입은 경우에도, 부상을 입었을 때에도 인체가 보이는 치유반응은 비슷하다. 즉, 염증(炎症)을 시작으로 치료단계에 돌입하는 것이다. 부기(浮氣), 열(熱), 통증(痛症)이 염증에 수반되는 기본 반응이다. 부기는 혈류 증가를 뜻하고, 열은 대사를 항진시키며, 통증은 위험에 처한 부위를 알려주는 역할을 한다.

혈류를 증가시켜 대사를 항진시키는 작용이 바로 고장 난 조직을 복구시키는 원동력이 된다. 다시 말해 섬유아(纖維芽)세포와 백혈구를 자극하거나 세포 본래의 재생력(再生力)이 되는 것이다.

염증이 유발되려면 매개물질이 필요하다. 그 중에서도 중추적인 역할을 담당하는 물질이 바로 프로스타글란딘이다. 프로스타글란딘은 아라키돈산으로부터 생성되는 대사산물(代謝産物)을 말한다. 비슷한 물질로는 트롬복산과 뉴코트리엔 등이 있다. 이들 물질은 20개의 탄소를 가지므로 20을 의미하는 그리스어인 에이코사에서 유래하여 '에이코사노이드' 라 불리기도 한다.

일반적인 소염진통제로 알려진 아스피린이나 인도메타신, 아미노살리실산 등은 앞에서 언급한 프로스타글란딘의 생성을 저해하는 작용을 하는 약제들이다. 소염진통제를 복용하면 부기가 가라앉고 열이 내려가며 통증이 경감된다. 이러한 점만 보아도 프로스타글란딘이 염증 유발에 얼마나 중대한 역할을 담당하는지 이해할 수 있을 것이다.

염증은 질환을 치유하고 미생물에 맞서 싸울 수 있게 하며 고장 난 조직을 되살리는 소중한 반응인 반면 환자에게는 다소의 통증을 안겨주는 반응이기도 하다. 다시 말해 부교감신경 반응으로 몸이 나른하고 의욕이 저하될 뿐만 아니라 상당한 통증으로 환자를 괴롭히는 원인이 된다.

이러한 의미에서 염증이란 우리 몸에 안식을 제공하여 치유되기를 기다리는 상태인 동시에 심각한 증상을 동반하기도 하는 것이다. 바로 이러한 이유 때문에 여러 문제가 발생하게 된다.

특히 고통스러운 증상을 경감시키는 데 주력하는 경향이 강한 현대 의학계에서는 자연스럽게 약물 투여와 같은 대증요법을 우선시하는 결과를 부르게 된다. 그래서 소염진통제, 스테로이드 호르몬, 면역억제제,

항TNF항체 치료제 등이 주로 사용된다.

이 중에서도 가장 대중적인 치료제라 할 수 있는 소염진통제는 주로 습포제, 경구제, 좌약 등의 형태로 사용되는데, 혈관을 수축시켜서 염증을 억제하기 때문에 혈류장애라는 부작용이 따르게 된다. 혈류장애는 단기적으로 부기가 빠지고 열을 낮추며 통증을 가라앉히는 효과를 얻을 수 있을지 모르지만 장기적으로는 병을 치유하는 힘을 잃는 원인이 된다. 즉, 요통을 치료하고자 처방한 소염진통제가 무용지물(無用之物)이 되는 셈이다. 또한 두통을 잠재우려고 진통제를 먹어보지만 약효가 떨어지면 통증이 되살아나는 상황이 반복될 수밖에 없다.

따라서 염증이야말로 병마의 공격으로 약해진 우리 몸이 치유되는 과정이라는 이해와 더불어 이를 감수해야 한다는 마음가짐이 무엇보다 중요하다. 또한 염증이 만성화될 때에는 체온을 높여 증상을 가속화시킴으로써 치유반응을 자극해야 한다는 인식이 필요하다.

현대의료가 이와 같은 개념을 적극적으로 받아들이지 못한다면 얼마 지나지 않아 병을 치료하지 못하는 의료로 전락할 것임에 틀림없다. 물론 고통스러운 증상을 완화시키는 차원에서 다소의 약물요법은 필요할 것이다.

종종 감기로 인하여 목이 붓거나 고열을 일으키는 아이들을 본다. 한편으로 가벼운 증상만으로 감기를 물리치는 아이들도 있다. 이처럼 염증에 따른 반응의 정도는 개개인에 따라 다르다. 이때 염증의 정도를 결정짓는 요소가 바로 자율신경의 균형이라는 점을 우리는 간과해서는 안 된다.

피부가 하얗고 약한 사람은 벌레에 물렸을 때 강한 반응을 보인다. 순식간에 부어오르고 심한 가려움을 느끼게 된다. 한편 피부가 검고 단단한 사람은 벌레에 물려도 눈에 띄는 반응을 나타내지 않는다. 전자는 부교감신경이 우위인 평온한 삶을 살아온 사람들이고, 후자는 주로 밖에서 일하며 끊임없이 신체와 피부가 단련된 사람들이다. 다시 말해 교감신경이 우위인 생활방식에 익숙한 사람들인 것이다.

'백혈구에 대한 자율신경 지배법칙' 처럼 부교감신경이 우위인 삶을 살아가는 사람들은 림프구의 수가 많고 염증반응의 정도가 심하다. 주로 카타르성이나 알레르기성과 같은 형태로 염증이 발병된다. 반대로 교감신경이 우위인 삶을 살아가는 사람들은 림프구의 수가 적고 과립구의 수가 많은 백혈구의 발병 유형을 보인다. 따라서 이들 유형에게서 카타르성이나 알레르기성 염증은 좀처럼 찾아볼 수 없다.

일반적으로 어린 아이는 부교감신경이 우위이며 림프구의 수가 많기 때문에 감기만으로도 심각한 염증을 일으키게 된다. 그러나 20~30대에 접어들면서 인간은 생리적으로 림프구의 수가 감소하기 시작하고 이 때문에 염증반응이 차츰 약해진다. 한마디로 나이가 들면서 자연스럽게 염증을 일으키는 횟수와 정도가 줄어들게 된다. 이러한 사실을 안다면 아이들의 염증반응에 매번 가슴 졸이지 않아도 되는 것이다.

생리적으로 림프구의 수가 많을 수밖에 없는 어린 아이들이 편중된 식생활과 생활습관에 익숙해지다 보면 그 수가 과다증가하는 법이다. 더

불어 염증반응도 자주 나타나게 된다. 예를 들어 단 음식의 과다 섭취나 운동 부족, 과잉보호 등이 지속되면 부교감신경이 우위인 체질로 성장하게 된다. 한마디로 온화한 삶의 극치에 이르는 것이다.

이처럼 식생활과 생활습관이 자율신경에 영향을 미치게 되고 그로 인하여 심각한 염증을 일으킬 수 있다는 점을 잊지 말자. 감기에 걸릴 때마다 고열로 고생을 한다면 무엇보다 자신의 생활방식을 재점검하기를 바란다.

알레르기질환 치료법

한국이나 일본 모두 아이들을 중심으로 알레르기질환이 증가하고 있다. 어린 아이나 젊은 사람이 아토피성 피부염이나 기관지천식으로 힘들어 하면 본인도 힘들지만 가족들의 염려도 이만저만이 아니다.

여기서는 알레르기질환에 걸리는 이유와 치료방법을 살펴보도록 하겠다. 병원에 가서 계속 대증요법만을 반복하는 흐름에서 벗어나 병을 치료하는 기쁨을 느껴보도록 하자.

일본에서는 근 30년간 알레르기질환에 걸리는 아이들이 폭발적으로 증가했다. 알레르기질환은 옛날부터 유전적인 경향이 강하다는 사실이 알려져 있지만, 시대가 흐를수록 환자 수가 증가했다는 사실을 생각해 볼 때 유전적인 요인 이외의 다른 원인도 찾아 볼 필요가 있다. 특히 생활방식의 변화에 눈을 돌려보아야 할 것이다.

경제가 풍요로워지면서 가난으로 인해 배고파하는 일들이 없어졌다.

오히려 너무 잘 먹기 때문에 여러 가지의 걱정이 생겨나고 있다. 또한 단 음식도 먹고 싶은 만큼 먹을 수 있는 환경으로 변했다. 한편 아이들은 밖에서 놀 수 있는 기회가 줄어들고 있다. 차가 대중화가 된 사회에서는 아이들이 자유롭게 밖에서 놀기에도 위험하다. 그래서 아이들은 텔레비전 게임 등을 하며 집 안에서 노는 시간이 늘어나고 있다.

이러한 생활의 변화가 몸에는 평온하고 편한 생활방식일 것이다. 자율신경 차원에서 이야기하면 부교감신경이 우위를 차지하는 생활방식이다. 이것은 부교감신경 지배하에 있는 림프구를 증가시키는 원인이 될 것이다. 그리고 소자녀화(저출산)가 진행되어 아이를 과잉보호하게 되는 경향도 강해졌다. 이러한 경향도 역시 림프구를 증가시키는 생활방식이다. 이로써 점점 알레르기질환이 늘어나는 이유가 보인다.

생리적으로 어린 아이 시절에는 부교감신경이 우위를 차지하는 몸상태가 되어 림프구가 많다. 특히 1~4세까지는 혈액 중의 림프구가 백혈구 내에서 차지하는 비율이 50%를 넘는다. 이것은 성장과 함께 동반하는 스트레스를 흡수하는 몸상태라고 할 수 있다. 그리고 5~15세까지도 림프구가 많은 시기다. 이 시기가 지난 이후에 성인의 상태가 된다. 즉 림프구의 비율이 30~40%인 상태가 되는 것이다.

이렇게 어린 아이 시절에 앞에서 서술했던 편안한 생활을 계속하면 림프구 과잉이 되어 민감한 체질이 된다. 그래서 아토피성 피부염, 기관지천식, 통년성(通年性) 알레르기, 식물 알레르기 등에 걸리기 쉬워지는 것이다. 특히 단 음식을 많이 먹는 것은 림프구를 증가시키는 힘이 된다.

편중된 생활방식과 식생활은 알레르기질환으로 이어진다는 것을 알아야 한다.

알레르기질환은 체질뿐만 아니라 계기를 만드는 항원(알레르겐)의 존재도 문제가 된다. 실내 먼지, 진드기의 사체, 이종단백, 추위, 대기오염물질, 금속, 자외선, 동물의 털, 괴로운 마음 등 종류는 아주 많다. 봄에는 꽃가루도 날아다녀 항원이 된다. 특히 괴로운 마음 등의 스트레스도 알레르기질환을 일으키게 하는 요인이 된다는 것을 알아두어야 한다.

또 한 가지 알레르기질환과 관계된 것을 소개하겠다. 바로 탄산가스(CO_2)다. 우리는 산소(O_2)를 마시면 흥분하지만, 탄산가스를 마시면 편안해진다. 즉 부교감신경을 자극해서 림프구를 늘리게 하는 것이다. 탄산가스가 들어 있는 것으로는 자동차나 공장에서 나오는 배기가스를 들 수 있다. 그래서 도시를 중심으로 알레르기질환의 환자가 늘어가는 것이다. 탄산가스는 사이다나 콜라 같은 탄산음료에도 들어 있다. 달고 탄산이 든 음료는 많이 섭취하면 위험하다.

알레르기 염증은 불쾌한 증상이기 때문에 빨리 없어졌으면 하는 마음이 누구나 강할 것이다. 그래서 의료기관에 가서 대증요법의 약을 처방받는 것이 보통이다. 그러나 이런 대증요법을 너무 많이 사용하면 시간이 아무리 흘러도 낫지 않는 순환에 빠질 수 있다. 여기에 중요한 의미가 있다. 알레르기 염증은 항원(알레르겐)을 몸 밖으로 배설하려는 반응이기도 하다는 것이다.

아토피성 피부염이 있을 때 나타나는 발진이나 부종, 가려움증 등은

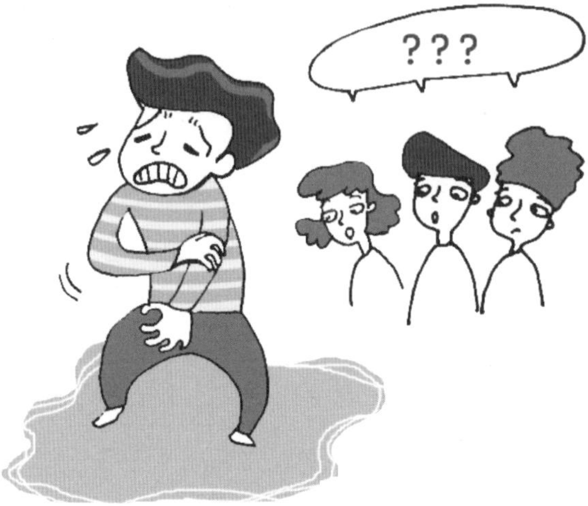

피부에 부착된 항원을 몸에서 씻어내거나 밖으로 배설하기 위한 반응이다. 항히스타민제나 스테로이드 외용제로 열심히 증상을 멈추게 하려고 하면 병은 낫기 어려워진다. 약을 사용하지 않으면 다시 몸에서 나오려는 반응이 생긴다. 그런데 이것을 약으로 억제하려고 하면 이런 상황을 계속 반복하게 된다.

기관지천식이 있을 때 생기는 천식 발작도 강하게 숨을 내쉬어서 항원을 밖으로 나가게 하려는 반응이다. 한랭 알레르기(찬공기 알레르기)가 있을 때 재채기를 연속하는 반응이나 꽃가루 알레르기로 콧물이 대량으로 분비되는 반응은 모두 항원을 밖으로 내보내려고 하는 반응이다. 따라서 계속 약으로 멈추게 하려는 치료를 너무 많이 하면 위험하다. 의사나 환자 모두 이러한 상황을 모르면 몸이 병에서 나오려고 하는 흐름이 보이지 않는다.

그러나 알레르기 증세를 계속해서 겪는 것이 힘들기 때문에 림프구의 수치를 낮추어 과민체질로부터 벗어나야 한다. 이것이 완치하는 길이다. 부교감신경이 우위에 있어서 림프구를 상승하게 만드는 원인은 각 환자에 따라서 다를 것이다. 그래서 환자 자신에게 해당하는 원인을 찾아서 그것을 없앨 필요가 있다.

대부분의 환자에게서 가장 많이 볼 수 있는 원인은 단 음식을 일상적으로 섭취하는 것과 운동 부족이다. 유아기의 알레르기는 어머니의 모유를 통해 항원이 전달된다. 어머니가 우유, 달걀, 밀가루 등으로 만들어진 항원성이 높은 케이크 등을 매일 먹는다면 모유로 전해져 버린다.

적극적으로 몸을 단련시켜서 림프구를 낮추는 것도 중요하다. 특히 천식의 경우에는 건포마찰(乾布磨擦 : 마른 수건으로 전신의 피부를 강하게 마찰하는 건강법)을 계속해서 마음과 몸을 단련시키면 효과가 높아진다.

노화의 메커니즘

진핵생물(眞核生物)인 인간이 노화하는 원인은 무엇일까? 그것은 진핵생물이 지금으로부터 약 20억 년 전에 두 개의 생명체로부터 만들어졌기 때문일 것이다.

20억 년 그 이전의 지구는 대기 중에 산소가 거의 없는 환경이어서 산소를 사용하지 않고 사는 혐기적(嫌氣的) 생명체들만의 세상이었다. 우리의 선조세포도 해당계에서 에너지를 만들어 사는 이른바 '해당계 생명체'이다. 이 차원에서는 무산소 환경하에서 분열하면서 살아가는 원핵생물(原核生物)이었을 것이다.

이때(20억 년 전) 시아노박테리아라는 조류(藻類)의 원조가 진화로 생겨나, 산소를 대기 중에 계속 생산해내는 일을 하기 시작했다. 그래도 그때까지 대기 중의 산소는 1%도 되지 않았겠지만, 혐기적인 해당계로 살던 우리 선조세포는 산소로 인해서 살기 힘들게 되었을 것이다. 그런데 이때 산소를 사용해서 효율적으로 에너지를 만드는 '미토콘드리아 생명체' 가 진화로 출현했다.

그리고 결국 우리의 선조세포에 미토콘드리아 생명체가 기생하는 현상이 일어났다. 두 개의 공동체가 안정된 상태의 진핵세포(진핵생물)가 된 것은 지금으로부터 약 12억 년 전의 일이다. 다시 설명하면 혐기적 생명체와 호기적(好氣的) 생명체가 서로 양립되지 못해서 두 생명체의 합체가 안정될 때까지 8억 년이 필요했던 것이다.

애당초 해당계 생명체나 미토콘드리아 생명체는 늙지도 죽지도 않는 생명체이었을 것이다. 그러나 산소를 싫어하는 해당계 생명체가 산소를 아주 좋아하는 미토콘드리아 생명체를 받아들였기 때문에 충돌이 생겼을 것이다. 즉 산소를 싫어하는 본체가 미토콘드리아에서 생성되는 활성산소의 피해를 입어 노화하는 현상이 일어났을 것이다. 이것이 노화의 메커니즘이다.

노화해서 개체(진핵생물)가 죽어버리면 자손을 남길 수가 없다. 그래서 새로운 방책이 생겨난 것이다. 정자는 미토콘드리아가 적고(100개 이하/정자 1개), 해당계에서 에너지를 만들어 분열한다. 반대로 난자는 미토콘드리아가 상당히 많은 것이 특징이다(10만 개/난자 1개). 요컨대 정자는 해당계 생명체이며, 난자는 미토콘드리아 생명체라고 말해도 좋을 것이다.

생식으로 정자와 난자는 합체한다. 이것은 20억 년 전, 두 개의 생명체가 합체했던 것과 같이 다시 처음부터 시작하는 것이라고 바꿔 말할 수 있다. 새로운 출발인 것이다.

그러나 이렇게 해서 새롭게 태어난 생명체도 모두가 노화하고 죽을 운명에 처한다. 진핵생물은 계속해서 진화가 이루어지고 있지만, 노화 현상과 생식이 계속해서 따라다니고 있다.

'미토콘드리아 노화설' 이라는 이론은 노화에 있어서 미토콘드리아가 방출하는 활성산소의 역할을 중요시한다. 그러나 미토콘드리아가 일하는 상태를 결정하는 것은 우리가 생활하는 방식이다. 그렇기 때문에 최종적으로 노화를 빨리 진행시키는 것이나 늦추는 것은 우리 자신이 생활하는 방식에 따른 것이다.

생활하는 방식에 의해서 미토콘드리아에게 부담을 주지만, 여기에는 해당계가 반드시 관여해 왔기 때문에 미토콘드리아 노화설로만 설명하는 것은 지나친 이야기일 것이다.

그러면 노화의 메커니즘을 살펴보도록 하자.

첫째로는 인간이 가진 능력을 너무 사용하는 것이다. 지나치게 일을 많이 하는 것이 그 대표적인 것으로, 현대인들은 일을 너무 많이 해서 노화하는 것으로 생각된다. 일을 많이 하는 것은 중력에 거스르는 시간이 길다고 하는 말이기도 하다. 중력의 부담을 받아 골격근, 뇌, 심장에 계속 부담을 주게 된다. 골격근 중에서도 붉은색을 띠고 있는 지근은 미토콘드리아가 많은 부분이다.

또한 지나치게 흥분하는 것은 해당계에 부담을 주어 이차적으로 미토콘드리아계를 자극하는 행동이다. 감정의 폭발은 분노와 증오로 나타난다. 불평이나 불만, 원망 등도 노화의 원인이 되는 것 같다. 이러한 것들은 직접 미토콘드리아계를 계속 자극하여 노화를 진행시키는 패턴이 된다. 망설이거나 불안해하는 것도 위험할 것이다.

일상생활 속에는 노화를 진행시키는 대부분의 원인이 존재한다. 그래서 적절한 생활방식으로 사는 것이 중요하다는 것을 알 수 있다. 그러나 운동 부족이나 희망 없이 사는 삶, 너무 편안하게 사는 삶 등의 생활방식과 같이 편안하게 생활하며 수명을 늘리는 것도 어렵다.

그러한 이유는 능력 저하로 인해서 스트레스를 받기 쉽게 되어 결국에는 스트레스에 의해 파탄에 이르게 되기 때문이다. 무리를 하며 생활하면 몸에 직접 스트레스를 주게 되고, 너무 편안하게 생활하면 스트레스에 약해져 이차적으로 스트레스를 받기 쉽게 된다.

다음으로는 스트레스의 반응을 알아보도록 하겠다.

스트레스는 두 개의 반응계를 매개로 해서 스트레스를 받는 몸상태를 만든다. 그 경로로는 교감신경계(부신수질도 포함)를 매개로 한 경로와 당질코르티코이드 분비를 매개로 한 경로가 있다.

이 두 경로 모두는 저체온과 고혈당이라는 몸상태를 만든다. 참으로 신기한 상태이지만, 이것은 순발력을 만드는 해당계가 일하도록 하는데 최적의 몸상태이다. 하지만 이러한 몸상태가 지속되면 연쇄적으로 미토콘드리아계를 지나치게 자극하게 된다. 구체적으로는 분노를 폭발시키면 심장이 두근거리거나 머리로 피가 올라가고, 근육이 긴장하는 상태가 된다.

미토콘드리아가 지나치게 활성화되면 활성산소나 프리라디칼(free radical)에 노출되기 때문에 노화가 진행된다. 미토콘드리아가 일하는 것 그 자체로 활성화되는 경우도 있지만, 지금까지 설명한 급성 스트레스로 인해 활성화하기 시작하는 경우도 많다. 또한 노화가 진행되는 과정에서 당뇨병이나 고혈압 증세가 나타난다.

암이 생기는 진짜 이유

많은 연구자들이나 임상가들 그리고 일반인들도 암은 이상세포로 인해서 몸이 잘못되는 것이라고 생각한다. 암의 다단계 유전자 변이설로 생각하는 것이 주류를 이루어, 비정상적 유전자 변이가 여러 번 반복된 결과로 생겨난 이상세포가 암이라고 굳게 믿고 있는 것이다. 그런데 계속해서 이렇게 생겨나는 암세포의 성질은 안정되어 있다.

암세포의 특징으로는 분열능력이 있는데, 이 암세포는 분열하는 태아(胎兒)세포와 공통점이 있다. AFP(α-fetoprotein, 알파태아단백) 등의 단백질 발현은 암세포와 태아세포가 가진 공통된 성질 중 하나이다. 또한 세포질 속에 미토콘드리아가 적고, 저산소상태에서 분열한다는 점도 비슷하다. 태아는 태반을 매개로 해서 간접적으로 모체에게서 산소를 공급받기 때문에 태아의 동맥과 정맥의 산소 농도는 우리의 5분의 1 수준이 된다. 또한 혈액순환이 잘 안 되어서 얼굴색이 좋지 않은 암환자의 경우 암세포의 분열이 빨라진다.

여기에서도 앞의 '노화의 메커니즘'에서 이야기했던 해당계와 미토콘드리아계, 이 두 에너지 생성계를 이해하는 것이 필요하다. 왜냐하면 암세포의 생성은 해당계의 자극에 의존하기 때문이다. 나는 2008년 1월에 이러한 메커니즘에 도달하게 되었다. 암이 생기는 진짜 이유를 알게 되면 암세포를 줄여갈 수 있는 조건도 자연히 알 수 있게 된다.

우리는 스트레스를 받으면 신경과 내분비, 이 두 가지의 방법으로 몸 상태를 변화시킨다. 교감신경이 자극을 받아 저체온과 고혈당이 되며, 동시에 당질코르티코이드(부신피질호르몬)가 분비되어 저체온과 고혈당이 된다. 긴 안목에서 보면 저체온과 고혈당이 되는 현상은 몸에 좋지 않은 상태라고 생각되지만, 이것은 아주 중요한 몸상태이다. 결국 해당계를 자극하는 몸상태이기 때문이다.

해당계는 산소 없이 포도당을 젖산으로 분해해서 에너지를 얻는다. ATP의 생산효율은 나쁘지만, ATP를 만드는 속도는 미토콘드리아계의 100배라고 한다. 100m 경주와 같이 순발력을 필요로 하는 행동은 해당계에서 얻은 에너지를 사용하는데, 위기를 이겨내기 위한 에너지도 해당계에서 얻은 것을 사용한다.

이러한 이유로 우리가 스트레스를 받았을 때의 몸상태는 어려운 상황을 이겨내기 위해 필수적인 몸상태가 되는 것이다. 결코 저체온이 나쁜 것이 아니며 고혈당도 나쁜 것이 아니다. 혈액순환이 나빠져 오히려 얼굴이 창백해지는 것이 상당히 화가 나 있는 상태 등을 표현할 수 있는 것이다. 혈액순환이 나빠서 저체온이 되는 상태가 짧은 시간 지속된다면 나쁜 것은 아니다.

그러나 육체적인 스트레스나 정신적인 스트레스가 오랜 기간 동안 유지되면, 이번에는 미토콘드리아계에게 좋지 않다. 미토콘드리아계는 혈액순환이 잘 되는 따뜻한 환경에서 활동하기 때문에 저체온 상태는 미토콘드리아의 기능을 떨어트리게 한다. 그래서 미토콘드리아에서 에너지 생산이 잘 안 되면 몸이 힘이 들어 지치게 된다. 또한 단백질 합성을 하는 에너지도 줄어들기 때문에 몸을 구성하는 각각의 세포가 세포다움을 유지할 수 없게 되어 야위게 된다.

그래서 저체온과 고혈당으로 스트레스를 받은 몸상태는 미토콘드리아계 입장에서 볼 때는 좋지 않은 상태가 되어 병을 일으키게 된다. 구체적으로 설명하면, 미토콘드리아가 활동하지 않으면 뇌에서는 우울증과 같은 신경질환을 일으키고 심장에서는 협심증, 부정맥, 심근경색과 같은 병이 생기게 된다.

또한 1년여에 걸쳐 저체온과 고혈당 상태가 지속되면 몸 전체가 해당계로 바뀌어서 이 악조건을 견뎌내려고 한다. 이때 사용되는 전략이 발암(發癌)이다. 암세포는 미토콘드리아가 적고 해당계가 중심이 된 상태에서 살아갈 수 있기 때문에, 이러한 내부환경에서도 적응할 수 있다. 이는 20억 년 전의 해당계 생명체인 선조의 몸상태로 돌아가는 것이라고도 말할 수 있다. 분명한 목적으로 암이 생기는 것은 잘못된 것이 아니다.

암이 자연히 없어지도록 하기 위해서는 다시 한 번 몸의 내부환경을 미토콘드리아가 활동할 수 있는 몸으로 되돌리는 것이다. 해당계에서 계속 생겨나는 암세포에게 좋지 않은 몸상태를 만드는 것이다. 몸을 따뜻하게 하고, 심호흡을 하는 것은 꾸준히 해야 할 최대의 방법이다.

구체적으로 이야기해 보면, 목욕이나 가벼운 체조로 혈액순환이 잘 되게 하는 것이다. 심호흡도 혈액 속 산소의 부분압력을 상승시킨다. 혈액 속의 pH는 7.35~7.45 정도가 되는 것이 미토콘드리아계를 다시 활동하게 하는 조건이 된다.

이 외에도 해야 할 것이 두 가지가 있다. 첫째는 음식을 통해 식물성 섬유를 풍부하게 섭취해서 장내 환경을 정리하는 것이다. 부패하지 않는 변은 산성(pH 6~7)이 되는 것으로, 식물성 섬유를 배양액 삼아 좋은 장내 세균이 증가하게 해야 한다. 둘째는 마음의 문제로, 고민에서 빠져 나오는 것이 필요하다. 병은 편중된 생활을 하고 있다는 것을 알려주는 생명의 은인이다.

이와 같이 발암의 메커니즘이 확실해지면 치료하는 방법도 보인다. 무엇보다도 암이 생기는 현상은 무리한 생활로 인해서 몸의 내부환경이 나빠지기 때문에 생긴다는 것을 깨달아야 한다.

뼈가 튼튼해야 한다

뼈는 인산칼슘을 침착시켜 강도를 높임으로써 지지조직(支持組織)으로서의 역할을 하며, 골수는 적혈구나 백혈구를 만드는 조혈조직(造血組織)이다. 이 둘은 서로가 근접해 있지만 서로 상관없는 것처럼 보인다. 그러나 뼈와 골수는 깊은 관련이 있다.

우선 이 둘은 중간엽 줄기세포로부터 생긴 형제라는 것이다. 이 둘은 형제 관계이어서 같은 방향성으로 활성화되기도 하고 억제되기도 한다. 자율신경으로 만들어진 몸상태에 따라서 그 기능이 조절된다.

먼저 활발한 활동을 할 때인 교감신경이 우위가 되는 생활을 생각해 보도록 하겠다. 사람은 중력에 거슬러서 행동하기 때문에 뼈가 튼튼해진다. 이러한 현상은 교감신경이 자극을 받아서 뼈 형성을 촉진시켜서 일어나는 것이다. 뼈세포와 파골세포(破骨細胞)가 조화를 잘 이루어서 뼈가 튼튼하고 굵어지도록 하는 반응이다.

이렇게 교감신경이 우위인 몸상태가 되면 골수에서는 조혈반응이 촉진된다. 적혈구 조혈이 활발해져서 말초(末梢)에 적혈구가 증가하여 많아지는 현상이 나타난다. 즉, 뼈의 튼튼함과 적혈구의 수는 정비례하는 것이다. 다혈증(多血症)인 사람의 뼈가 딱딱해져 약해지는 것은 이 흐름이 확대되었을 때이다. 이와는 반대로 뼈가 너무 약해진 사람에게 빈혈 증세를 보이는 경향이 있다.

골수에서 이루어지는 조혈에는 과립구의 생성도 있다. 교감신경이 긴장된 상태가 계속되는 사람에게는 과립구가 증가한다. 활발한 활동을 하는 사람에게는 산소를 운반하는 적혈구도 많이 필요하지만, 세균을 처리하는 과립구도 많이 필요해지기 때문이다. 즉, 목적에 맞는 생체반응인 것이다. 같은 뼈라는 조직에서 뼈와 골수는 조화를 이루어 일하고 있다는 것을 알 수 있다.

교감신경이 긴장된 상태가 계속되면, 골수에서의 혈소판(血小板) 생성이 상승한다. 혈소판이 10만 이하(1μl 혈액 중)인 사람은 안정적으로 살아가는 사람으로 볼 수 있다. 그런데 혈소판이 30만 이상인 사람은 바쁘게 사는 사람이나 고민 등을 하고 있는 사람이라고 할 수 있다. 동물에게 교감신경이 우위가 된다는 것은 먹이를 찾아다니는 것을 의미하며, 혈소판의 증가는 손이나 발에 상처를 입어 피를 흘리는 현상을 막기 위해서 나타나는 현상이라고 할 수 있다.

이와 같이 뼈가 튼튼해진다는 것과 조혈현상은 잇달아 함께 이루어지는 것이기 때문에 병 상태도 자율신경계가 어느 한쪽으로 기울어져있다고 생각하면 쉽게 파악할 수 있다. 골다공증이 생긴 사람은 빈혈 증세로 인해서 혈소판도 적어진다. 백혈구의 분포를 보면, 과립구가 감소하고 림프구가 증가한다.

뼈에 생기는 병과 골수 기능의 정도는 함께 움직인다는 것을 알아 두어야 한다. 이러한 상태에서 벗어나기 위해서는 운동을 하거나 식사량을 줄여서 부교감신경이 우위가 되는 상태에서 벗어날 필요가 있다.

요즘 골다공증의 치료에 사용되는 비스포스소네이트가 문제가 되고 있다. 약물을 통해서 무리하게 뼈를 튼튼하게 하려고 하면 교감신경이 긴장하는 몸상태가 되기 때문이다. 뼈는 딱딱해져 약해지면 이와 동시에 골수도 자극을 받아서 결국에는 골수염(骨髓炎)을 일으키게 된다. 과립구가 골수에서 다량으로 만들어져 이때 자괴작용(自壞作用)을 일으키는 것이다. 이것이 골수염이다.

약물을 통해서 뼈를 튼튼하게 하려고 하는 생각은 틀린 것이다. 그러한 식으로 더 진행되면 뼈까지 괴사(壞死)해 버린다는 사실을 알아야 한다. 이러한 문제가 치과 영역(아래턱의 골수염)에서 제시된 것은 고마운 일이다.

교감신경이 긴장되어 있는 상태는 골수 기능의 단계를 높이지만 한계가 있다. 어느 한계를 넘으면 교감신경이 긴장된 상태에서는 조혈을 하는 데 방해를 하기 때문이다. 무리하게 생활하는 사람의 얼굴색이 좋지 않거나 손발이 차지는 것이 그러한 반응이다. 이러한 몸상태는 아드레날린이나 당질코르티코이드의 활동에 의해서 생기는 것이다. 이 둘은 저체온과 고혈당을 불러일으키는 반응을 하는, 아주 비슷한 작용을 한다.

짧은 기간 내에서 보면 해당계의 활동을 활발하게 하고 순발력이 있도록 하여 위기에서 이겨낼 수 있도록 하는 좋은 작용의 몸 구조라고 할 수 있다.

그러나 이러한 상태가 오랫동안 지속되면 골수에서 조혈을 하는 데에도 이상이 생기게 된다. 대표적인 질환으로 재생불량성 빈혈이나 과립구감소증, 혈소판 감소성 자반병을 들 수 있다. 혈액순환장애로 인해서 골수에서 점점 조혈을 하지 않는 것이다.

이러한 질환은 현대의학으로는 원인을 알 수 없는 난치병으로 다루고 있지만 원인은 분명하다. 이러한 병이 나타나기 전에 환자들에게는 심한 스트레스가 있었다는 이야기를 들을 수 있다. 병이 나타나기 전에 환자들이 어떠한 상태였는지를 알아보는, 이러한 노력은 하지 않고 스테로이드나 면역억제제를 투여하는 것이 현실이다.

이제 병이 낫지 않는 이유를 알 수 있을 것이다. 몸을 따뜻하게 하여 혈액순환이 잘 되게 하면 나을 병이다. 또한 재발을 막기 위해서는 생활습관을 바꿀 필요가 있다.

반면에 골수가 자극을 받아 너무 활성화가 되어서 생기는 병도 있다. 이런 병으로는 골수 이형성 증후군이나 골수성 백혈병을 들 수 있다. 이 병들 모두 만성이 되는 경우가 많지만, 생활습관을 바꾸는 것이 중요하다.

교감신경이 긴장되는 상태만 지속되는 등 한쪽으로 기울어진 생활습관이 원인이라고 하는 것이 확실하다면 겁먹을 필요가 없다. 이것이 병에서 벗어나기 위한 중요한 요인이다. 또한 대증요법을 오랜 기간 동안 사용하지 않도록 주의를 기울일 필요가 있다.

결국 뼈의 튼튼함과 골수의 활동이 잇달아 함께 움직인다는 것을 알면 데이터 해석도 쉬워지고 원인에 도달하는 일도 쉬워진다. 가까운 곳에 그 이유가 있는 것이다.

잘못된 약이 병을 키운다

궤양성 대장염이나 크론병은 원인을 모르는 병이라고 하여 난치병으로 지정되어 있다. 그러나 백혈구에 대한 자율신경 지배법칙을 알면 그 원인에 쉽게 도달할 수 있다. 아이들은 시험 등으로 인한 스트레스로 발병하고 있으며, 성인의 경우에는 직장이나 가정 내의 스트레스가 발병의 원인이 되고 있다.

스트레스로 인해 교감신경이 계속 긴장된 상태로 있으면 교감신경 지배하에 있는 과립구가 증가한다. 증가한 과립구가 대장(大腸)의 점막을 파괴하면 궤양성 대장염이 된다. 그리고 증가한 과립구가 소장(小腸)의 점막을 파괴하면 크론병이 된다. 크론병의 경우는 소장에 고유하게 존재하는 대식세포(macrophage)도 활성화되어 육아종(肉芽腫, granuloma)을 형성한다.

환자가 병이 생기기 전에 어떠한 생활을 했는지에 눈을 돌려서 원인이 무엇인지를 찾아보는 것은 아주 중요하다. 난치병이라고 말해서 환자를 불안하게 하면 병은 악화된다. 스트레스 병이기 때문에 스트레스를 없애면 낫는다고 안심시키는 것이 치료의 첫걸음이 된다. 이것은 궤양성 대장염이든지 크론병이든지 마찬가지이다.

우리의 몸은 조직 파괴가 일어나면 이것을 회복시키기 위한 생체반응이 일어난다. 이 반응은 붓고 열나고 아픈 증상으로 나타난다. 혈류를 증가시키고, 대사를 항진시켜서 몸을 낫게 하려는 반응이다. 그러나 통증을 동반하기 때문에 견디기 힘든 반응이기도하다. 이 반응에 관여하는 것이 프로스타글란딘, 아세틸콜린, 히스타민 등이다.

소화기관 질환의 전문가가 내시경으로 보면, 점막이 부어 있고 여기에 조직 파괴가 동반되어 있기 때문에 심각하게 보지만 몸이 낫기 위한 과정으로 이해할 수 있는 것이 중요하다. 염증을 약으로 멈추게 하면 병이 늦게 낫거나 나을 기회를 잃어버릴 수 있다. 설사 또한 장이 아픈 현상을 동반하기 때문에 나쁜 반응이라고 생각해 버리지만, 이것도 치료반응의 하나이다.

현대의학에서는 펜타사나 사라조피린이 이러한 질환의 치료약으로 사용되고 있다. 이러한 약들은 장관성(腸管性)으로 한 아미노살리실산이다. 프로스타글란딘의 생성을 멈추게 하여 붓고 열나며 아픈 증상을 없애주지만, 오랜 기간 동안 사용하면 조직을 회복하는 능력이 억제되어 버린다. 약을 끊으면 일시적으로는 증세가 악화되지만, 이것도 회복 반응이라고 생각하고 이겨낼 필요가 있다.

스테로이드 투여는 더욱 난치병으로 만들어버린다. 스테로이드 호르몬은 미토콘드리아에서의 에너지 생성을 억제하기 때문에 염증은 일시적으로 치료되지만, 회복반응도 멈추어버리기 때문에 부정적이다.

최근에는 면역억제제를 사용하는 경향이 심해지고 있다. 이것도 염증을 나쁜 현상으로 취급하여 염증을 멈추게 하려고 하는 흐름 속에서 생겨난 것이다.

교감신경의 긴장으로 과립구가 증가되어 많아진 사람들은 저체온이 되는 경우가 많아서 몸을 따뜻하게 하는 것도 병을 치료하기 위한 조건이 된다.

염증성 장질환이 있는 사람들의 경우 채소, 해조류, 버섯 등의 식물성 섬유가 풍부한 음식을 먹지 않도록 지도받고 있으나 장내 환경을 좋게 하기 위해서 식물성 섬유는 빠트릴 수 없는 식품이다. 장에 부담을 주지 않도록 부드럽게 한 음식을 일상적으로 섭취하는 것이 중요하다.

염증성 장질환이 있는 사람은 건강하지 않아서 집에만 있기 때문에 적극적으로 밖에 나와서 햇빛을 쐬는 것도 중요하다. 살아갈 에너지는 햇빛으로부터 얻을 수 있다. 여름이라면 해수욕도 좋다. 스트레스 병이기 때문에 스트레스를 발산하도록 해야 한다.

궤양성 대장염이든지, 크론병이든지 말초(末梢)에 있는 혈액 중에는 다수의 과립구가 있음을 알 수 있다. 또한 과립구는 스트레스로 인해 생기는 것 외에 치료약에 의해 생겨나는 경우도 많다. 최근의 의료에서는 이 사실에 눈을 돌려 과립구 제거 칼럼을 사용한 치료를 주장하는 의사도 있다. 교감신경 자극으로 인해 과립구가 늘어남과 동시에 과립구가 증가하는 것 그 자체에도 몸을 교감신경이 긴장된 상태로 있게 하는 힘을 갖고 있다.

과립구 제거 칼럼으로 과립구를 제거한 환자는 증상이 좋아짐과 동시에 몸이 편안한 상태가 된다. 그 중에는 칼럼으로 제거하는 중에 잠들어 버린 사람도 있다. 이러한 것을 생각해 보면 과립구 제거 칼럼은 훌륭한 치료 같아 보이지만 문제점도 있다.

애당초 환자의 과립구 증가가 치료약을 오랫동안 사용함으로써 일어났기 때문이다. 펜타사든지 사라조피린이든지 일시적으로 소염작용(消炎作用)을 발휘하지만, 본질적으로는 과립구를 증가시키는 작용을 하고 있기 때문이다.

이처럼 잘못된 약으로 과립구를 증가시켜 병을 악화시킨 뒤 과립구를 제거한다는 행위는 이상한 흐름 속에서 진행되고 있다는 것을 알아차려야 한다.

본질적으로는 스트레스를 없애고 소염진통제를 장기간 사용하지 말아야 한다. 그리고 난치병이 아니라 스트레스 병이라고 생각하고 마음을 안정시키는 등의 근본적인 대처 방법이 필요하다. 과립구 제거 칼럼의 사용은 병의 메커니즘에 따르지만, 또 하나의 본질에 도달하지 못하고 있는 것이다.

스트레스가 원인이라는 것을 알기 위해서는 병이 생기기 직전의 생활로 생각을 돌리는 것이 중요하다. 스트레스 자체는 개인마다 차이가 있기 때문에 주변 사람들이나 환자 본인이 이것을 확실히 인식하고 같은 스트레스를 반복하여 받지 않도록 주의를 해야 한다.

간단히 정리하여 말하면 '스트레스 → 교감신경 긴장 → 과립구 증가 → 조직 파괴 → 혈류 회복반응으로 인한 염증'이라는 흐름을 환자나 의사 모두 이해하고 있어야 한다.

파킨슨병에는 야채가 좋다

오늘날의 의학은 파킨슨병의 발생을 뇌의 흑질에 분포하는 도파민 생성 세포의 장애 때문이라고 보고 있다. 그러나 흑질에 분포하는 도파민 생성 세포가 장애를 일으키는 원인은 명확히 설명하고 있지 않다. 그런데 이 병에 걸리는 사람들의 성격 등을 고려해 볼 때 성실하게 생활하는 자세나 사고방식의 편협함이 병을 만든다고 생각할 수 있다.

언제나 바르게 생활하려고 긴장하며 사는 사람이나 꼼꼼한 성격을 가진 사람은 뇌나 몸 전체가 교감신경을 긴장시키는 생활을 하는 사람이라고 바꾸어 말할 수 있다. 즉 뇌에서는 도파민의 생성이 자극되고, 말초부위에서는 아드레날린이나 노르아드레날린의 분비가 많아지는 생활을 하는 것이다. 이러한 생활방식이 오랜 기간에 걸쳐서 계속될 경우를 생각해 보겠다.

노르아드레날린의 분비는 근육이 긴장되는 상태를 불러일으키며, 아드레날린의 분비는 소화관의 기능을 억제시킨다. 이렇게 해서 파킨슨병 특유의 근육이 경직되거나 변비가 생기는 증세가 생긴다. 떨림은 근육의 긴장으로 혈액순환이 잘 되지 않는 근육에 혈액이 잘 돌도록 몸을 지키는 반응이라고 생각할 수 있다. 또한 뇌에서 교감신경이 긴장된 상태가 되는 것은 흑질세포에서 도파민 분비를 항상 자극한 결과일 것이다.

따라서 뇌의 흑질세포의 장애는 도파민을 너무 분비시켜 약해져 생겨난 것이라고 생각할 수 있다. 아무리 흑질이 장애를 입었다고 해도 환자에게 도파민의 전구체(前驅體)인 L-도파를 투여하는 것은 문제라고 할 수 있다. 점점 더 교감신경이 긴장되기 때문이다. 이로써 본질은 생각지 않고 성급하게 약물 치료를 하고 있다고 생각할 수 있다.

파킨슨병은 교감신경이 긴장해서 발생한 병인데 교감신경을 긴장시키는 약인 L-도파가 일시적으로 효과를 나타내는 이유는 무엇일까? 그것은 교감신경 자극에 의해 혈액순환의 증가로 일어나는 현상이라고 생각할 수 있다. 교감신경의 자극은 일시적으로 맥박의 상승이나 혈압의 상승으로 순환되는 양을 늘리기 때문이다. 그러나 장기적으로 보면 이것은 병에 나쁜 영향을 주게 된다.

파킨슨병과 함께 파킨슨증후군이 있는데, 이 증후군은 다수의 약물을 복용함으로써 교감신경이 긴장되어 생기는 병이다. 특히 노인들의 몸은 약제(藥劑)를 허용할 수 있는 양이 적기 때문에 약제에 의한 자극이 일어나기 쉽다. 그래서 파킨슨병이나 파킨슨증후군 모두 교감신경 자극에 의한 근육 경직이나 떨림, 변비 증세가 나타난다.

50대 정도에 파킨슨병의 가벼운 증세가 나타난다면 바로 약물 치료로 들어가지 말고 무리하거나 긴장하며 사는 생활방법을 개선할 필요가 있다. 이렇게 하면 병의 진행을 늦출 수 있다. 물론 꼼꼼한 성격은 유전의 경향이 있기 때문에 실제로는 생활하는 방법을 바꾸는 것이 그렇게 간단한 일은 아니지만, 특별히 신경 써서 바꾸려고 하는 노력을 해야 한다.

참고로 여성의 경우는 항상 억압성의 정신상태에 놓여 있어도 증세가 나타난다. 사회적 환경도 파킨슨병의 증세가 나타나는 것과 관계가 있다. 공무원이나 학교 선생님 등은 항상 바르게 생활해야 하는 직장에서 근무한다. 그렇기 때문에 자신이 놓인 상황을 판단하여 숨통을 트여 줄 필요가 있다. 자신의 성격과 놓인 환경, 둘 모두를 고려하여 생활하는 방법을 바꿀 필요가 있다.

원인이 되는 생활방법을 개선한 뒤에 해야 할 것은 약을 먹지 말고 체질을 개선하는 것이다. 즉 교감신경이 긴장된 상태에서 빠져 나오기 위한 방법이다. 우선 가벼운 체조와 입욕으로 혈액순환이 잘 되도록 하여 근육 경직에서 벗어나도록 해야 한다. 체조는 자신의 힘으로 혈액순환이 잘 되도록 하는 방법이며, 입욕은 체온 상승으로 혈액순환이 잘 되도록 하는 방법이다.

그 다음으로는 변비를 개선하기 위한 식사를 하는 것이 필요하다. 파킨슨병에 걸린 사람은 야채를 잘 먹지 않고 물을 별로 마시지 않는 경향이 있는데, 야채를 많이 먹고 야채주스를 하루에 여러 번 먹는 등의 노력을 해야 한다. 수분의 공급도 중요하다. 따뜻한 물 등으로 변비를 해소하는 게 좋다.

약에 의존하지 않고 체질 개선을 하는 것이 중요하지만, 그렇다고 해서 기존에 약을 먹던 사람이 곧바로 약을 끊어버리는 것도 위험하다. 자율신경 약이나 호르몬제는 오랫동안 먹으면 의존성이 나타나기 때문이다. 늘 먹던 그 약이 몸속으로 들어올 것을 전제로 하여 몸에서 조절을 한다. 특히 L-도파의 복용을 급히 멈추면 악성증후군이라고 하는 위험한 상태에 빠진다.

만일 약을 줄일 때는 몸의 혈액순환이 잘 되도록 하는 노력을 하면서 10~20% 정도씩 줄이기 시작하면 좋다. 그러면 약의 부담이 가벼워진다. 항상 자신의 몸과 상담을 하면서 자기가 책임을 질 필요가 있다. 이러한 것은 감성(感性)에 의존하는 방법이다. 하지만 자신이 없는 사람은 멈추도록 한다.

파킨슨병의 약물요법은 긴 안목에서 보면 교감신경이 긴장된 상태를 만들기 때문에 병의 치료에는 부정적이다. 환자나 의사 모두 이러한 본질을 이해하지 않으면 아무리 시간이 흘러도 치료에 진전이 생기지 않을 것이다. 환자는 자신의 병이 진단될 때 불안해지기 때문에 의사는 혈액순환이 잘 되면 좋아질 병이라고 말해서 안심시키는 것이 중요하다. 마음이 불안하면 교감신경을 긴장시키기 때문이다.

음식이 병을 치유한다

음식을 먹는다는 행위는 부교감신경을 우위로 만든다. 소화관이 전반적으로 부교감신경의 자극을 받아서 작용하기 때문이다. 씹어서 침이 분비되고, 소화관의 연동운동으로 소화와 흡수가 이루어지고 배설되는 등 소화와 관련된 모든 작용은 편안한 몸상태를 만드는 부교감신경의 지배하에 있다. 실제로 우리는 먹음으로써 치유되는 면이 클 것이다.

음식 중에서도 식물성 섬유가 풍부한 음식은 편안한 몸상태를 만드는 힘이 강하다. 그리고 이것이 오래 지속된다. 미정백(未精白) 곡물, 야채, 해조류, 버섯류가 그 대표적인 음식이다. 산나물 또한 그러하다. 단 음식은 일시적으로는 편안하다고 느끼게 하는 효과가 크지만, 오래가지 않는다는 것이 특징이다. 오히려 나중에 저혈당을 불러들여 불안하게 만든다.

그러면 이와 반대로 문제가 되는 것을 한 번 살펴보도록 하겠다. 잘 씹는 것이 중요하지만 너무 과도한 것도 문제가 된다. 몸을 너무 편안하게 만들면 활기를 잃어버린다. 활발하게 일하는 것이나 결단력과 관련된 것은 교감신경의 작용을 필요로 하기 때문이다. 식사시간이 너무 긴 것도 이와 비슷한 문제를 일으키게 된다. 천천히 먹으라고 말하지만 이것이 지나치면 너무 처지는 생활을 하게 되기 때문이다.

또한 무리한 생활을 계속하는 사람이나 계속적으로 고민을 하는 사람은 변비가 생기는 경향이 있다. 부교감신경의 자극이 억제되어 소화관 활동이 둔화되기 때문이다. 고기를 중심으로 한 식사를 해도 변의 양이 적어서 변비가 되기도 한다. 이때 모든 변은 알칼리성(pH8 등)이 되어 부패한다. 반대로 스트레스를 적게 받으며 사는 사람이나 식물성 섬유가 많이 함유된 음식을 먹는 사람의 변은 부패가 되지 않는 산성(pH6 등)이 된다. 따라서 어떻게 살아야 하는지, 어떤 음식을 먹어야 하는지 그 중요함을 느낄 수 있을 것이라고 생각한다.

원래 많이 먹는 것은 몸을 편안한 상태로 만들기 때문에 스트레스를 해소하는 힘이 크다. 살이 찐 상태도 부교감신경이 우위인 몸상태가 되기 때문에 스트레스를 이기는 힘이 강하다. 그래서 살이 찌는 것도 중요한 일이다. 그러나 지나치게 살이 쪄서 자신의 몸을 이동할 때 숨이 차게 되면 한번에 교감신경을 자극하게 되어 스트레스 상태가 되도록 만든다. 그래서 너무 살이 찐 몸이, 몸에 부담을 주어서 병이 된다는 사실을 기억하기 바란다.

영양학에서는 음식이 가진 칼로리를 계산으로 정한다. 예를 들면 당질(糖質) 1g당 4Kcal라든지, 지질(脂質) 1g당 9Kcal라고 한다. 그러나 이상하게도 우리 주변에는 소식을 하는 사람도 있고, 드물지만 거의 먹지 않고 사는 사람도 있다. 선인(仙人)과 같은 사람들이다. 그러면 이런 특이한 경우가 어떻게 생겨나는 것인지를 생각해 보도록 하겠다.

우리의 몸은 '해당계'와 '미토콘드리아계' 이 두 가지 방법으로 에너지를 생성하고 있다.

해당계는 산소를 사용하지 않고 포도당을 피루브산이나 젖산으로 분해해서 에너지를 얻는다. 이 방법은 효율이 나쁘지만 ATP를 생성해 내는 속도는 빠르다는 것이 특징이다. 그렇기 때문에 속근의 순발력이나 세포분열을 위한 에너지로 사용된다.

한편 미토콘드리아계는 산소를 사용하여 효율 좋게 에너지를 생성한다. 해당계에서 만들어진 피루브산이나 지방을 이용하며 효율이 좋다는 것이 특징이다.

미토콘드리아로 만들어진 에너지는 효율이 좋지만, 만들 때 시간이 걸린다. 그래서 지속적으로 일을 하는 곳에 쓰인다. 심근, 지근, 뇌신경 등은 미토콘드리아가 많은 세포로 구성된다. 모두 세포분열은 하지 않고 지속적으로 계속 일하는 장기이다.

이렇게 우리는 하나의 생물이지만 두 가지의 다른 방법으로 에너지를 생성하고 있다. 유소년 시절에는 해당계가 우위에 있는 상태이고, 청장년 시절에는 해당계와 미토콘드리아계를 약 1 : 1로 사용하는 상태가 되며, 노년 시절로 접어들면 미토콘드리아계가 우위를 차지해 가는 상태가 된다. 이렇듯 유소년 시절에서 청장년 시절로, 청장년 시절에서 노년 시절로 가면서 에너지를 만드는 방법의 비율은 변화한다.

아이들의 특징은 성장(세포 분열)과 건강하게 잘 노는(순발력) 것이다. 그런데 해당계는 에너지 효율이 나쁘기 때문에 많이 먹을 필요성이 있어서 세 끼 식사로는 부족하여 간식을 먹어야 한다. 아침식사를 제대로 잘 먹는 아이의 학교 성적이 좋은 것도, 아이는 해당계가 우위에 있는 상태에 있기 때문이다.

청장년 시절에는 해당계와 미토콘드리아계가 조화를 이루는 시절이기 때문에 순발력과 지속력을 갖는다. 그래서 가장 활발하게 일을 할 수 있는 시기이다. 에너지 효율이 좋은 미토콘드리아계가 확대되기 때문에 간식을 먹을 필요도 없다. 그런데 너무 많이 먹고 너무 많이 움직이면 해당계로 너무 많이 바뀌는 병에 걸린다. 이것이 고혈압, 당뇨병, 암 등의 병이다.

사람이 70대에 들어서면 점점 미토콘드리아계가 우위인 에너지 생성계로 바뀌어 간다. 그래서 순발력을 잃어버리므로 당황하거나 화를 내거나 하는 빈도가 적어지며, 분열이 억제되기 때문에 노인의 특징인 주름이 많은 피부가 된다. 반면에 지속력이나 인내력은 쇠퇴하지 않는다. 따라서 노년 시절로 접어드는 것이 꼭 나쁘기만 한 것은 아니다.

인간은 좋은 상태로 계속 살아간다면 임종 때에는 선인(仙人)같이 될 수 있는 가능성을 갖고 있다. 미토콘드리아계는 구연산회로와 전자전달계로 에너지를 얻는다. 구연산회로로 음식물로부터 얻은 수소를 전자전달계에서 이용한다. 수소를 양자와 전자로 분해해 전기에너지를 만드는데, 여기에서 태양의 적외선이나 야채 속의 칼륨을 내보내는 자연방사능을 사용한다(칼륨40). 그렇기 때문에 화학반응으로 계산한 이상의 에너지가 생겨날 수 있다.

이러한 것을 생각해 볼 때 음식 먹는다는 행위를 소중하게 여기며 이 세상을 살아가는 것이 좋은 것이라고 생각된다.

Chapter 2
현대의학의 장단점

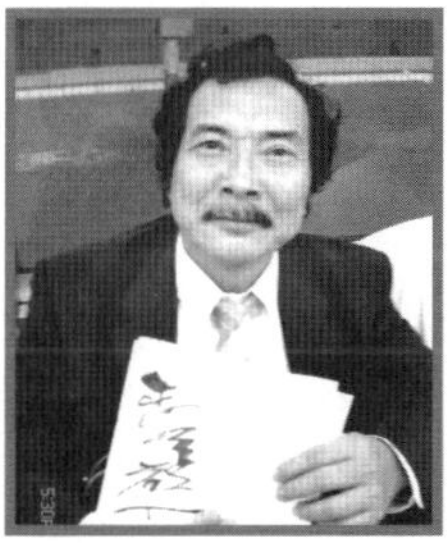

후나세 슌스케

세계적인 의학평론가, 소비자 운동가

환경문제와 의료, 식품, 건축 등의 문제를 중심으로 평론 · 집필 · 강연 활동

저서로는 《항암제로 살해당하다 ① - 항암제 상식편》, 《항암제로 살해당하다 ② - 웃음의 면역학편》, 《항암제로 살해당하다 ③ - 암 자연치유편》, 《우리가 몰랐던 백신의 놀라운 비밀》, 《약, 먹으면 안 된다》 외 다수

현대의학 자체가 잘못된 것은 아닐까?

입을 닫고 눈을 피하는 의료현장

현대의학은 병들었다. 전세계의 의학은 심각하게 병들었다. 그리고 부패했다. 이처럼 악취를 풍기며 부패한 상황을 인류의 99%는 전혀 알아차리지 못하고 있다. 현대의학이 앓고 있는 병의 근원은 너무나 깊고, 병의 상태는 어디서부터 손대야 할지 모를 정도로 심각하다.

의료현장의 의사들은 그 절망적인 상태를 눈치 채기 시작했다. 하지만 그들은 그 사실을 입 밖에 내지 않는다. 봐도 못 본 척한다. 그것이 그들이 살아남는 유일한 길이기 때문이다.

간호사, 약사, 영양사 등 다른 의료 관계자들도 이를 따라 한다. 현대의학이 앓고 있는 무서운 병의 실태를 언급한다는 것은 자신의 직장을 잃고 길거리에 나앉아야 한다는 의미이기 때문이다. 그래서 의료 종사자들은 예외 없이 입을 닫고 눈을 피한다. 현대의학이 뱉어내는 절망의 신음에 귀를 막는다. 침묵이 그들의 암묵적인 규칙이다.

하얀 벽으로 지어진 산뜻한 현대식 병원의 하루는 아무 일도 없다는 듯이 시작한다. 접수창구에는 환자들이 자신의 생명을 맡기기 위해 순순히 줄을 선다. 하얀 가운을 입은 의사와 간호사들을 순박하고 온화한 표정으로 바라보며 추호도 의심하지 않는다.

이 근대적 건물이 자신의 생명을 구하고 건강을 되찾아줄 장소임을 마음속 깊이 믿는다. 당연한 일이다. 누가 이 멋들어진 장소를 교활한 사기와 잔인한 살육의 현장이라고 생각할까? 그런 의심은 환자의 뇌리에 티끌만큼도 없다. 하얀 벽의 병동을 '살육의 제단(祭壇)' 에 비유하는 것은 마치 하느님을 악마라고 부르는 짓이나 마찬가지다. 만일 그런 말을 입 밖에 내는 무리가 있다면 환자들은 경악과 곤혹스러움에 화를 낼 것이다.

회의에 빠진 양심적인 의사들

하지만 현장의 의사들은 알아차리기 시작했다. 그들이 환자들에게 일상적으로 시행하는 '의료' 라는 행위가 환자의 건강을 되찾게 해주지도, 생명을 구해주지도 못한다는 사실을……. 오히려 '치료' 행위가 환자의 건강을 해치고 병을 악화시키며 결국에는 목숨까지 빼앗는다는 사실을 어렴풋이 알아차렸다.

의료현장에서 일어나는 '상해' 행위이며 '살육' 행위이지만, 의사들은 대부분 다음과 같은 말로 자신을 변호한다.

"의료라는 것은 어차피 병을 공격하는 행위다. 그 과정에서 환자가 악화되어 사망하는 것은 어쩔 수 없다. 피할 수 없는 일이다."

실로 오랜 세월 동안 무수한 '상해'와 '살육'을 "어쩔 수 없는 일이다"라는 한마디로 결론지어 왔다. 의사들은 대부분 이런 식으로 자신이 수많은 환자를 '죽였다'는 사실조차 실감하지 못한다.

하지만 '학살' 당한 시체가 쌓여 산을 이룬 광경을 보고 일부 양심적인 의사들이 회의에 빠졌다. "현대의학 자체가 잘못된 것은 아닐까?" 자신의 손으로 생명을 구한 것이 아니라 도리어 목숨을 빼앗아버렸다는 후회와 자책……. 그런 생각이 현대의학의 뿌리 깊은 병폐(病弊)에 비판의 눈초리를 치켜세우게 된 계기였다.

그렇다! 의사도 간호사도 약사도 영양사도 모두 현대의학의 허상에 속고 있었다. 마치 사이비종교에 세뇌당한 것처럼, 악마숭배교에 빠진 것처럼 말이다. 이것은 내가 한 말이 아니다.

심각한 착각에 빠져 있는 환자들

의료현장에서 활약했던 유명한 의사가 이렇게 단언했다.

"현대의학은 사신(死神)의 종교이다."

이것은 미국의 소아과 의사이자 의학박사인 고(故) 로버트 멘델존

(Robert Mendelsohn)의 뼈저린 고백이다. 그는 '서민을 위한 의사' 라고까지 불리던 사람이었다. 그 고결한 의사가 저술한 내부고발서 《나는 현대의학을 믿지 않는다(Confessions of a Medical Heretic)》의 내용은 충격적이기까지 하다.

"사람들은 대부분 첨단의학이 대단하다고 여기고, 첨단의학의 명의(名醫)를 만나면 분명히 건강해질 것이라고 믿는다. 하지만 그것은 심각한 착각이다. 의료를 행하는 의사야말로 건강을 위협하는 가장 위험한 존재이다."

당신은 이 말을 듣고 자신의 귀를 의심할 것이다. 멘델존 박사는 이어서 다음과 같이 말한다.

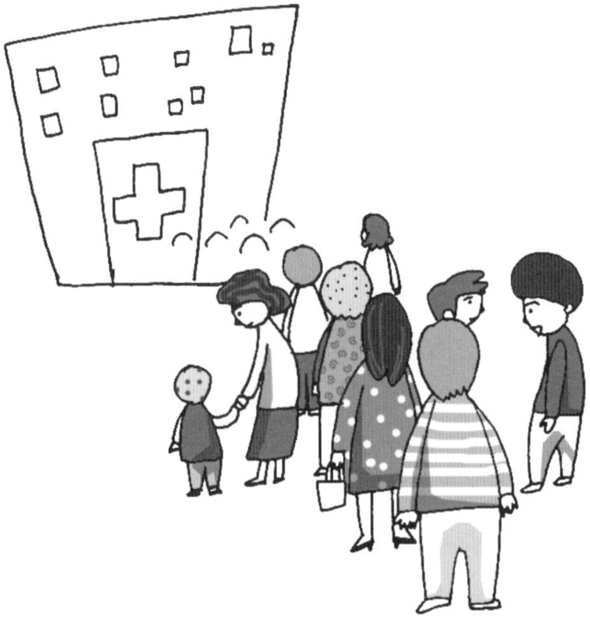

"현대의학 치료는 대개 효과가 없다. 오히려 질병보다 치료가 훨씬 위험한 경우가 많다. 의사는 병에 걸리지 않은 사람에게도 별 생각 없이 위험한 치료를 시행하기 때문에 위험성이 더 높다. 의사, 병원, 약, 의료기기 등 현대의학을 구성하는 요소의 90%가 세상에서 사라지면 현대인의 건강은 금방 개선될 것이다. 나는 진정 그렇게 믿는다."

요약하면, 양심적인 명의 멘델존은 현대의학의 90%가 환자에게 백해무익(百害無益)하므로 이 세상에서 사라져야 한다고 단언했다. 당신은 어안이 벙벙할 것이다. 왜냐하면 당신도 '현대의학' 이라는 이름의 종교를 맹신하는 신자이기 때문이다. '약 신앙', '병원 신앙' ……. 세상은 지금 이런 신자들로 넘쳐난다.

나는 현대의학을 믿지 않는다

멘델존 박사는 다음과 같은 물음을 던진다.

"환자는 수술에 대해 거의 이해하지 못하면서도, 의사가 자신을 마취하고 칼로 배를 가르는 데 동의한다. 대체 왜?"

"사람들은 약의 성분인 화학물질이 몸에서 어떤 작용을 하는지 거의 모르면서도 매년 몇 천 톤에 이르는 약을 소비한다. 대체 왜?"

이러한 물음에 대해 멘델존 박사는 이렇게 말한다.

"왜일까? 그 이유는 사람들이 '현대의학교(現代醫學教)' 를 맹신하기 때문이다. 그러나 현대의학은 몸을 통째로 맡길 만한 가치가 없는 종교이며, 이러한 종교를 믿어서는 안 된다. 나는 이 점을 확실한 근거를 들어 입증해 보이겠다."

멘델존 박사의 《나는 현대의학을 믿지 않는다(Confessions of a Medical Heretic)》는 당신의 '상식'을 깨부순다. 현대의학 신앙이라는 악마숭배교의 주문에서 당신을 풀어줄 것이다. 말하자면 악마를 쫓는 책이다. 책제목에서 짐작할 수 있듯이 페이지를 넘길 때마다 경악할 만한 사실에 할 말을 잃으리라.

한 예로, 정부에서 의사협회까지 요란하게 추천하는 각종 건강검진과 검사를 살펴보자. 멘델존 박사는 다음과 같이 말한다.

"자각증상이 있어도 건강검진은 피하는 것이 좋다. 왜냐하면 건강검진은 '의식(儀式)'에 지나지 않기 때문이다. 임상검사가 부정확하다는 사실은 벌써 소문이 무성하다. 미국 질병통제센터(CDC)가 전국 병원 검사실에서 발생한 검사 오류를 공표했다(1975년). 이에 따르면 검사 오류 발생률은 전체의 4분의 1 이상이나 되었다. 공공기관의 조사마저 이 정도라면 실상은 더 참담하리라. 이처럼 건강검진이라는 것은 부정확하기 이를 데 없는 요물이다. 건강검진은 '점술의식', 검진결과는 '신탁(神託)'이라고 하는 편이 적당하다."

의사들마저 이 고백서에 아연실색했다. 경악스러운 각성! 그 충격은 환자에게도 전달되어 더욱 확대되었다. "속았다!" 자신의 건강을 빼앗긴 환자들의 분노가 퍼지고, "용서할 수 없어!" 사랑하는 사람의 목숨을 빼앗긴 유족들의 한이 넘친다.

병원이 파업하자 사망률이 반으로 줄었다

스스로 무너져가는 현대의학의 하얀 거탑(巨塔). 지금부터 그 실례와 증거를 들겠다.

"현대의학은 환자의 신뢰가 없으면 존재할 수 없다. 왜냐하면 현대의학은 사람을 치료하는 의술이나 과학이 아니라, 일종의 종교이기 때문이다."

이러한 멘델존 박사의 말처럼 현대의학에 대한 믿음과 신앙은 다음과 같은 사실로 철저하게 무너질 것이다.

1973년 이스라엘에서 병원들이 파업을 결행했다. 그래서 진찰받는 환자 수가 하루 6만 5,000명에서 7,000명으로 줄었다. 파업은 1개월 동안 계속되었다. 그런데 예루살렘 장의사협회에 따르면 이스라엘에서 파업기간 중 사망률이 반으로 줄었다고 한다. 희한한 것은 20년 전 의사들이 파업했을 때도 사망률이 그만큼 준 적이 있다는 점이다.

이와 비슷한 기묘한 사건은 다른 곳에서도 일어났다.

1976년 콜롬비아의 수도 보고타에서 의사들이 52일 동안 파업하여 응급의료 이외에는 전혀 치료를 하지 않았다. 현지 신문은 파업이 가져다준 기묘한 '부작용'을 보도했다. 파업기간 중 사망률이 무려 35%나 줄어든 것이다. 국영장의협회(國營葬儀協會)는 "이 현상은 우연일 수도 있지만 어쨌든 사실이다"라고 언급했다.

같은 해, 미국 로스앤젤레스에서도 의사들이 파업을 결행했다. 그러자 사망률이 18% 줄었다. 그런데 파업이 끝나고 의료기기가 다시 가동하자 사망률이 파업 이전의 수준으로 돌아갔다.

현대의학은 90%의 환자를 치료할 수 없다

병원이 파업하자 사망률이 크게 줄었다! 정말 믿기 어려운 엄청난 블랙조크이다. 하지만 사실이다. 이와 같은 현상은 전세계에 공통적으로 일어났다.

이스라엘에서는 적어도 사망자의 반이 병원에서 '살해' 당했다. 보고타에서는 적어도 35%, 로스앤젤레스에서는 18%……. 학살의 수준 차이는 병원이 파업을 한 기간의 차이와 같을 것이다.

멘델존 박사는 다음과 같이 결정적 결론을 내렸다.

"의사는 영원히 파업해야 한다. 의사가 의료행위의 90%를 멈추고 응급의료만 실시하면 인간의 건강은 틀림없이 개선된다."

다시 말해서 현대의학의 10%인 응급의료만 환자의 목숨을 구할 수 있으며, 나머지 90%는 환자를 치료할 수 없다는 것이다. 치료는커녕 오히려 악화시키고 마지막에 가서는 의료라는 이름으로 환자를 죽인다. 결국 현대의학의 10%만이 환자를 치료할 수 있다는 것이다.

참으로 경악할 만한 사실이다. 일본에도 이러한 문제점을 지적하는 양심적인 의사가 많이 있다.

미국인의 사망원인 1위는 의료사고

다음은 쓰루미 다카후미(鶴見隆史) 의사의 저서 《진실된 암 치료 비책》에서 인용한 미국의 '자연 위생(Natural Hygiene)' 이라는 자연식 단체의 조사결과이다.

"2001년 미국인의 사망원인 1위는 다름 아닌 '의사의 치료에 기인하는 사망' 이다. 적게 잡아 78만 3,935명……."

여기에 덧붙이자면 2위가 심장병, 3위가 암이었다.

쓰루미 다카후미 의사는 "현대의학은 사람을 약으로 절이는 의식이다"라고 단언한다. 이 말은 환자가 의사의 지시대로 약을 복용하는 신앙심이 있음을 전제로 한다. 이어서 이렇게 설명한다.

"신앙으로 행해지는 치유가 암시적인 요소가 많은 것처럼 약을 쓰는 치유도 대부분 암시적인 요소, 즉 위약(僞藥) 효과이다."

약을 처방하고 투여하는 의사 자신은 정작 그 약을 복용하려고 하지 않는다. 한 조사결과에 따르면, 의사 271명에게 "당신은 암에 걸릴 경우 항암제를 맞으시겠습니까?"라는 질문을 하자 270명이 단호히 "아니요"라고 답했다고 한다.

항암제만큼은 아니더라도 다른 의약품 역시 독이기는 마찬가지다. 현재 일본에서 70세 이상의 노인 가운데 반수가 혈압강하제를 복용한다. 하지만 치매와 같은 무서운 부작용이 있다는 사실은 전혀 모른다.

혈압강하제의 부작용은 치매, 발진, 두드러기, 현기증, 허약증, 근육

경련, 혈관염증, 관절염, 정신장애, 의식장애, 경기, 구역질, 성욕 감퇴, 발기부전 등이다.

이런 사실을 알지도 못한 채 온순한 양처럼 의사가 시키는 대로 매일 복용한다. 분명 죽는 날까지도…….

현대의학의 기원은 독일 야전병원과 약물요법

현대의학이 응급의료만 발달한 이유

2차 세계대전 후 등장한 자연의학의 개척자이자 현대의학 비판의 선봉에 섰던 모리시타 게이이치(森下敬一) 박사는 쓴웃음을 지으며 다음과 같이 말했다.

"현대의학의 기원은 전쟁의학(戰爭醫學)이다. 총에 맞아 부상당한 젊고 건장한 병사들을 상대한다. 몸에서 총알을 제거하고 상처를 꿰매고 전쟁터로 돌려보낸다. 야전병원(野戰病院)에 당뇨병이나 심장병 같은 만성질환 환자는 없다. 따라서 전쟁의학은 응급처치를 위한 의학이다. 다시 말해서 우리는 크림전쟁(1853년)에서 활동한 나이팅게일에게 감쪽같이 속았다."

전쟁터 속의 야전병원에는 팔이 날아가고 감염증에 걸린 비참한 부상병이 잇따라 실려온다. 실로 응급의료 현장 그 자체이다. 그래서 마취술과 외과수술 등이 발달했다. 그 의료기술은 현대에도 그대로 계승되었다.

하지만 모리시타 박사가 말했듯이 야전병원에는 당뇨병, 심장병, 암 환자는 찾아오지 않는다. 포성이 진동하고 총알이 빗발치는 곳이기 때문에 만성질환 환자는 처음부터 배제되었다.

현대의학의 기원은 독일의학이다. 독일의학의 발상이 이루어진 19세기 중반의 독일은 소국(小國)이 난립하고 군웅할거(群雄割據)하던 이른바 전국시대(戰國時代)였다. 1871년 철혈재상 비스마르크가 독일제국을 통일할 때까지 피로써 피를 씻는 전쟁터였다. 그곳에서 발생한 독일 근대의학의 정체는 전쟁의학 그 자체였다.

그럼 전쟁의학이란 무엇일까? 전쟁의학은 우선 통증을 없애고, 상처를 꿰매고, 감염을 막고, 증상을 억제한다. 즉 대증요법이다. 총소리 난무하는 전쟁터에서는 그 이상의 치료방법이 없다. 그래서 마취와 소독 등 임시변통의 대증요법 기술이 발달했다.

약물요법이 배척한 4가지 의료 유파

대증요법을 다른 말로 하면 약물요법이다. 약물로 눈에 보이는 증상을 억제한다.

전쟁은 특정 산업에 엄청난 이익을 가져다주었다. 소위 전쟁특수라는 것이다. 군사산업이 전쟁특수를 누리는 가장 대표적인 산업이지만, 전쟁의학은 제약업계에도 거대한 이익을 안겨주었다.

이리하여 19세기 중반의 전쟁의학은 세계 의료의 흐름도 급격히 변화시켰다. 19세기 초까지 유럽에서는 다음과 같은 5가지 의료 유파(流波)가 평화롭게 공존하고 있었다.

① 자연요법(自然療法, Naturopathy)

② 정체요법(整體療法, Osteopathy)

③ 심리요법(心理療法, Psychopathy)

④ 동종요법(同種療法, Homeopathy)

⑤ 약물요법(藥物療法, Allopathy)

하지만 당시 대두한 독일제국이라는 국가권력 및 석유자본과 의료 아카데미는 ⑤ 약물요법을 중심으로 삼위일체가 되어 유착권력을 형성했다. 거칠게 말하면, 독일 근대의학은 의학 · 국가 · 석유가 손을 잡고 세계의 의료이권을 독점하려는 시도나 다름없었다. 이는 제국주의가 대두되는 상황과 놀랍도록 부합한다.

① 자연요법은 식사요법을 중심으로 한 전통요법이다. "자연에서 난 것으로 몸을 치유한다"는 것이 자연요법의 원리이다. 기후요법, 온천요법, 삼림요법 등도 자연요법에 속한다.

② 정체요법은 '비뚤어진 몸을 바로잡음' 으로써 병을 치유한다. 카이

로프랙틱(Chiropractic)이 대표적인 요법이다. 동양에서는 침구술, 안마, 마사지, 수기요법 등이 이에 해당한다.

③ 심리요법은 '마음의 불균형을 바로잡음' 으로써 병을 치유한다. 병은 마음에서 비롯된다고 보는 것이다. 스트레스가 병의 근원이라는 사실은 현대의학에서도 인정하는 바이다.

④ 동종요법은 신체가 지니고 있는 자연치유력을 강화시킴으로써 병을 고치는 요법이다.

①~④ 요법의 공통점은 신체 안에 잠재하는 자연치유력을 보완하여 병을 고친다는 점이다. 현대의학은 악랄하게도 이러한 4가지 유파를 탄압하고 배척했다. 그리고 ⑤ 약물요법만이 의료이권의 정점에 군림하여 오늘날에 이르렀다.

약물 투여는 증상을 없애는 대증요법

현대의학의 이권을 독점한 약물요법은 다른 4가지 유파와 근본적으로 다르다. 병을 근원부터 치유하기보다는 증상을 억제하는 데 목적을 두기 때문이다. 다른 4가지 유파는 신체가 지닌 자연치유력을 발동시킴으로써 병을 근본적으로 치유하는 데 목적을 두었다.

하지만 약물요법은 증상만을 대상으로 했다. 증상이 사라지면 '병이 나았다' 고 해석하는 것이다. 증상이 사라졌다고 해서 과연 병이 나았다고 할 수 있을까? 당치도 않다.

나는 20대 중반에 세계적인 요가 지도자 오키 마사히로(沖正弘) 선생에게 가르침을 받았다. 미시마(三島)에 있는 요가 도장에는 의사도 포기한 중병 환자들이 수행을 하러 전국에서 몰려왔다.

오키 선생이 환영인사를 하기 위해 단상에 오르고 나서 큰 소리로 내뱉은 첫마디가 "환자 여러분, 잘 오셨습니다!"였고, 이어진 말이 "축하합니다!"였다. 파격적인 인사말에 나는 물론이고 장내에 있던 100명 정도의 환자들도 깜짝 놀랐다. 그저 어안이 벙벙할 따름이었다. 그는 계속해서 이렇게 말했다.

"정말 아픈 사람은 병에도 걸리지 않습니다. 여러분은 확실히 병에 걸렸죠. 그러니까 건강한 겁니다. 축하합니다! 병은 몸이 건강해진다는 신호입니다. 감기에 걸리면 열이 나죠. 열로 병균을 죽이기 위해서입니다. 기침도 나죠. 병균을 배출하기 위해서입니다. 콧물도 마찬가지, 설사도 마찬가지, 모두 마찬가지입니다."

이처럼 병의 증상이 나타났다면 몸이 정상이라는 의미이며 건강해진다는 증거이다. 따라서 병의 증상이 나타난 것에 감사해야 한다.

현대의학의 문제점

자연치유력 '진자'를 멈춘다

고대 그리스의 의성(醫聖) 히포크라테스는 이런 말을 남겼다.

"사람은 태어나서 100명의 명의(名醫)를 만난다. 우리 의사의 임무는 그 100명의 명의를 돕는 데 지나지 않는다."

여기서 말하는 100명의 명의가 바로 '자연치유력'이다. 자연치유력은 진자(振子 : 중력의 영향하에서 전후로 자유롭게 흔들릴 수 있도록 한 점에 고정된 상태로 매달려 있는 물체)를 예로 들어 설명하면 이해하기 쉽다.

정상적이고 건강한 신체라면 진자는 수직으로 매달린다(그림 A). 이처럼 정상상태를 유지하는 기능을 '항상성(恒常性, homeostasis)'이라고 한다. 즉, 신체는 이상적인 상태를 유지하는 기능이 항상 갖춰져 있다. 그 기능을 발휘하는 힘이 자연치유력이다. 진자에서 보면 '인력(引力)'이

이에 해당한다.

신체 진자는 과로, 고민, 감염 등 여러 가지 스트레스로 흔들린다. 하지만 항상 인력(자연치유력)이 정상상태로 돌려놓는다(그림 B). 기울어진 진자가 원래 위치로 돌아가려고 할 때 나타나는 현상이 우리가 '병'이라고 부르는 것의 정체이다.

앞에서 말한 유럽의 전통적인 5가지 의료 유파 가운데 ①~④ 요법은 진자가 원래 위치로 돌아가도록 돕는다. 히포크라테스가 말한 '100명의 명의'를 돕는 의료이다. 그러나 ⑤ 약물요법만은 진자가 원래 위치로 돌아가는 움직임(증상)을 억제한다(그림 C).

①~④ 요법은 증상을 병이 낫는 과정으로 이해한다. 하지만 ⑤ 약물요법에서는 증상을 질병 그 자체로 착각한다.

약물요법의 덫 – 음식, 마음, 신체, 치유력 무시

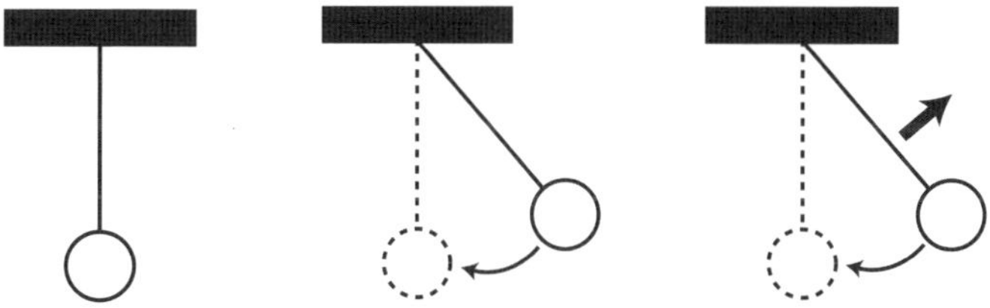

그림 A
신체는 진자(振子)처럼 항상성을 유지하고자 한다.

그림 B
병에 걸려 균형을 잃은 신체는 정상으로 돌아가고자 한다. 정상으로 돌아가는 힘이 자연치유력이다.

그림 C
약물요법은 자연치유력의 반대방향으로 작용한다. 역증요법(逆症療法)으로 병을 만성화시킨다.

급성질환을 만성질환으로 변화시킨다

대증요법을 쓰면 '증상'은 당연히 단번에 사라진다. 하지만 원래 위치로 돌아가려는 진자를 현 위치에 고정시켜버린다. 자연치유력을 방해하는 것이다. 약물요법을 '역증요법(逆症療法)'이라 부르는 이유가 여기 있다. 자연치유력에 제동을 거는 행위나 다름없다. '100명의 명의'를 돕기는커녕 완전히 방해하는 행위다. 따라서 '증상'은 사라져도 '병'은 나아지지 않는다. 병은 깊숙한 곳에서 소리 없이 진행된다.

감기를 예로 들어 보겠다. 해열제를 복용하면 열이 내린다. 하지만 열이 나는 이유는 열로 병균을 죽이기 위해서이다. 열을 내리면 병원체(病原體)는 더 번식한다. 즉, 병이 더 악화되고 만성화된다. 생명력의 진자를 부자연스러운 위치에 고정해버리는 셈이다.

약을 영구적으로 투여하는 일은 이런 부자연스러움을 영구적으로 지속하는 일에 지나지 않는다. 진자가 부자연스러운 버팀목에 고정되어버리면 병은 영원히 낫지 않고 만성화된다. 다시 말해 약물요법의 최대 결함은 급성질환을 만성질환으로 변화시킨다는 것이다.

환자 입장에서는 최악의 선택이다. 하지만 제약업계와 같이 의료이권을 누리고 있는 무리에게는 최선의 선택이다. 그들의 입장에서는 병이 쉽게 나으면 곤란하다. 그렇기 때문에 의료 관계자 사이에서는 다음과 같은 농담이 전해진다.

"하루 만에 나을 수 있는 환자를 하루 만에 치료하는 의사는 해고, 1주일 만에 치료하면 신입, 1개월 만에 치료하면 보통, 반년 만에 치료하면 과장, 1년 만에 치료하면 병원장……."

부작용이야말로 의료이권의 도깨비 방망이

약물요법의 함정은 급성질환을 만성질환으로 변화시키는 것만이 아니다.

"약은 독이다."

이것은 의사와 제약회사도 인정한다. 약은 근본적으로 인체에 독으로 작용한다. 인체는 체내에 침입한 독을 배제하고 그에 저항하기 위해 여러 반응을 일으킨다. 이 독물반응이 의도한 대로 증상을 억제하면 제약회사는 "약이 효과가 있다!"라고 판단한다. 그것을 의학적으로는 '주작용(主作用)'이라고 한다.

제약회사는 "신약을 개발했다!"라고 호들갑 떨며 '주작용'이 대서특필되도록 보도자료를 뿌려 언론에 공표한다. 하지만 독물반응에 대해서는 하나도 설명하지 않는다.

여러 장기와 조직이 독물에 대해 독특한 반응을 일으킨다. 당연한 일이다. 인체는 여러 장기와 조직이 유기적으로 결합한 통일체이기 때문이다. 독물에 대한 반응도 종류에 따라 매우 다양하다. 제약회사는 의도와는 다르게 일어나는 많은 '작용'을 한데 묶어 '부작용(副作用)'이라고 부른다.

의약품의 '주작용'과 '부작용'의 차이는 제약회사와 의사가 '의도했는가, 아닌가'의 차이일 뿐이다. 하지만 그들은 부작용에 관해서는 말하려 하지 않는다. 가능하면 환자가 알아차리지 못하기를 바란다.

의약품에는 반드시 몇 가지 부작용이 따른다. 제약회사와 병원 입장에서 보면 고마운 일이다. 원했든 원치 않았든……. 부작용 증상이 나타나면 그 증상을 억제하기 위해 또 다른 의약품을 투여할 수 있다. 그러면 다시 새로운 부작용이 출현한다. 약은 다른 약을 부르고 투약량은 끊임없이 늘어난다. 제약회사와 병원 측의 웃음은 끊이지 않는다. 사실 약의 부작용이야말로 도깨비 방망이다. '떡고물'을 쉴 새 없이 흘린다.

'약 신앙'은 비극을 부른다

환자에게 '약 처방전'은 지옥행 열차 티켓이다. 병원에 처음 다닐 때는 한두 종류였던 약이, 부작용이 나타나면서부터는 수십 종류로 늘어난다. 마지막에는 몸 안에 쏟아부어야 할 정도로 약의 종류와 양이 불어난다. 제약회사와 병원은 웃음과 이익이 끊이질 않는다. 이런 기이한 현상을 환자도 알아차릴 법한데, 어찌된 일인지 불어난 약을 필사적으로 꾸준히 복용한다. 거듭 말하지만 약은 '독'이다.

독에 절어 지옥으로……. 건강한 사람도 당해낼 재간이 없다. 병은 다른 병을 부르고 증상은 더 심해진다. 그래도 환자는 복용을 멈추지 않는다. 항암제의 참극이 전형적인 예이다. 항암제라는 맹독(猛毒)은 매년 약

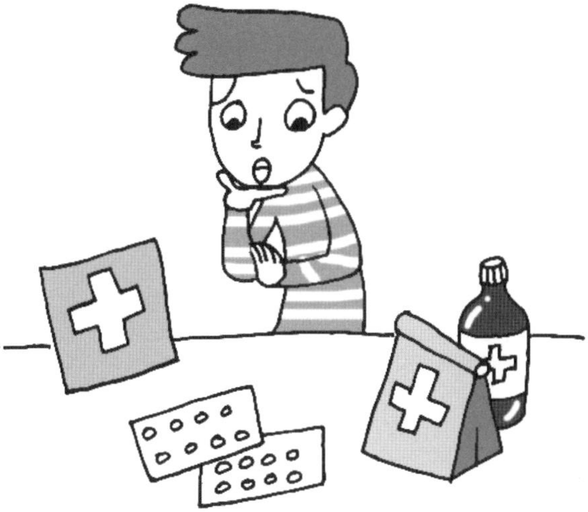

27만 명이나 되는 암환자를 학살하고 있지만 아무도 눈치 채지 못한다.

이런 현상의 밑바탕에는 순진하고 고지식한 '약 신앙', '의사 신앙', '병원 신앙'이 있다. 도살장에 끌려가는 양떼나 다를 바 없다. 하지만 어설픈 '신앙'이 더 악질적이다. 도살장에 끌려가는 양은 적어도 죽임을 당하는 데 돈을 지불하지는 않는다. 인간은 도살되는 데에도 '의료비'라는 이름의 값비싼 요금을 지불한다.

의약품 첨부문서와 가이드라인

제약회사의 책임 회피를 위한 '의약품 첨부문서'

'주작용'과 '부작용' 모두 결국에는 약이라는 이름의 독물에 대한 생체반응에 불과하다. 현대의학의 세계에서는 이제 부작용의 존재를 완벽하게 은폐할 수 없다. 오히려 부작용을 감추다가 약화사고(藥禍事故)가 발생하면 제약회사가 법적 '제조책임'을 직접 지게 된다.

예를 들어 어떤 약을 투여했더니 환자가 급사(急死)했다고 하자. 의약품의 중대부작용(重大副作用)으로 사망사고가 발생한 것이다. 이때 제약회사는 '제조책임'과 '판매책임'의 두 가지 책임을 지게 된다. 병원과 의사측에는 '사용책임'이 발생한다. 하지만 제약회사측에는 '형사책임'을 피할 수 있는 길이 마련되어 있다. 그것이 바로 의약품 첨부문서이다.

의약품 첨부문서에는 의약품의 용법, 용량, 효능, 적용질환, 증상과 함께 금기, 부작용, 중대부작용이 기재된다. 그리고 부작용 피해를 막기 위해 사용상의 주의까지 명기된다. 의약품 첨부문서 작성 의무는 약사법에 규정되어 있다. 제약회사가 자신이 알고 있는 정보를 사용자인 의사에게 공개함으로써 제조책임을 면하는 원리이다.

병원은 의약품 첨부문서를 보여주지 않는다

'의약품 첨부문서' 라는 말을 처음 들어본 사람이 많을 것이다. 99%의 사람이 "그게 뭐야?" 하며 고개를 갸웃거릴 듯싶다. 참혹한 약화사고가 전세계적으로 잇따라 일어나는 원인이 여기에 있다. 환자가 약의 정확한 정체에 대해 들은 바가 없기 때문이다.

의약품 첨부문서의 존재는 오랜 기간 환자에게 은닉되었다. 여기에는 의약품의 무수한 부작용이 상세하게 기록되기 때문이다. 제약회사 입장에서 봤을 때 환자에게는 가능하면 알려주고 싶지 않은 정보이다.

따라서 일반 국민에게는 알리지 않고 그 존재마저 은폐되어 왔다. 그래서 환자들은 대부분 의약품 첨부문서라는 이름은커녕 그 존재조차 모른다. 바로 얼마 전까지만 해도 인터넷에서 특정 의약품 첨부문서를 검색해보아도 '의료관계자 이외에는 접근 불가' 라며 열람을 거부당했다. 하지만 환자에게는 자신에게 투여되는 의약품의 정보를 알 권리가 있다. 당연한 일 아닌가!

겨우 얼마 전에서야 인터넷에서 의약품 첨부문서를 검색할 수 있게 되었다. 앞으로는 환자가 병원에 다니거나 약을 복용할 때 이 점을 꼭 알아두길 바란다. 병원에서 약을 처방받으면 반드시 이렇게 요구해야 한다.

"선생님! 이 약의 '의약품 첨부문서' 사본을 주세요."

이 말에 의사가 당황하며 "드릴 수 없습니다!"라는 말을 입 밖에 꺼내면 바로 자리를 박차고 나오라. 두 번 다시 그 병원의 문을 두드려서는 안 된다. 그 병원은 무고한 환자들의 학살현장이자 살육병원일 따름이다.

의약품 첨부문서를 입수하여 꼼꼼히 읽어라

"여기, 선생님께 투약할 약의 '의약품 첨부문서' 입니다"라며 요청받기도 전에 미리 환자에게 건네주는 병원은 아주 양심적인 병원이라 할 수 있다(물론 이런 병원은 눈을 씻고 찾아봐도 없다).

병원에서 의약품 첨부문서를 건네주지 않더라도 포기하지 마라. 당신이 복용하는 약봉지를 잘 살펴보기 바란다. 의약품과 제약회사 이름이 있을 것이다. 그것을 인터넷으로 검색하면 의약품 첨부문서를 얻을 수 있다. 프린트하여 꼼꼼히 읽기 바란다. 거기에 생생하게 기재된 수십 종류나 되는 '부작용'과 '중대부작용' 개수에 압도되어 전율을 느낄 것이다.

약은 '독'이라는 대원칙을 절실히 깨달을 것이 틀림없다. 의약품 첨부문서를 꼼꼼히 읽고 나서도 "계속 복용하겠다!"고 당당하게 선언하는 사람이 있으면 두 손 들겠다. 어지간히 둔감한 사람이 아니라면 의약품 첨부문서를 읽고 나서 바로 약병을 쓰레기통에 처박고 싶어지리라.

특히 중대부작용 항목을 잘 살펴보기 바란다. 중대부작용은 사망사고로 이어질 수 있는 부작용이다. 다시 말해 '죽을 수도 있습니다' 라는 주의이다. 빨간색 테두리 안에 '경고' 라는 글귀가 쓰여 있다면 더 확실하다.

의약품 첨부문서 외에 인터넷 검색으로 입수해야 할 문서가 하나 더 있다. 바로 '의약품 위해정보' 이다. 후생노동성에서 전국 의료기관에 제공할 목적으로 항상 게재하는 정보이다. '의약품 위해정보' 에서는 의약품 첨부문서에서 미처 다루지 못한 최신 부작용 정보를 게재한다. 의료관계자의 주의를 환기시키기 위해 제공하는 정보서비스이다.

하지만 정작 '의약품 위해정보' 를 먼저 읽어봐야 할 사람은 환자이다. 병원은 경영의 문제이지만 환자는 목숨의 문제이다. 아시다시피 목숨은 하나다. 두 번 살 수 없다.

의약품 첨부문서를 읽지 않는 의사들

현대의학의 경악할 만한 사실을 한 가지 더 알려주겠다.

모든 의약품에는 의약품 첨부문서를 작성하여 첨부해야 한다고 약사법에 규정되어 있다. 앞서 말했듯이 의약품 첨부문서는 '부작용', '중대부작용', '금기', '사용상의 주의', '부작용의 회피 방법' 등을 상세히 적는다. 의약품 첨부문서는 일선 의사를 위한 '약화사고 회피 매뉴얼' 이다.

의약품을 불도저에 비유하자면, 의약품 첨부문서는 '불도저 운전 매뉴얼'이다. '핸들', '브레이크', '액셀'의 위치와 조작법, '운전상의 주의'까지 적혀 있다. 의사에게 새로운 의약품은 처음 구입한 불도저나 마찬가지다. 불도저를 타고 자신이 원하는 '효능'을 내며 일하기 위해서는 불도저 운전방법을 숙지해야 한다. 너무나 당연한 이야기다.

그래서 처음에 나는 의사도 당연히 의약품 첨부문서를 숙지하고 있는 줄 알았다. 하지만 의사 몇 명에게 물어보거나 문헌으로 확인해봤더니, '바빠서 읽을 틈이 없다'는 이유로 의약품 첨부문서를 읽는 의사는 없었다.

전율이 느껴지는 실상이다. 그들은 '핸들', '브레이크', '액셀'의 위치조차 모른 채 불도저를 운전한다. 앞으로 몰고 가다 사람을 치어 죽이면 그제야 "아, 이것이 액셀이구나!" 한다. 후진하다 사람을 죽이면 "아, 이것이 후진기어구나!" 한다. 환자를 몇 명 아니, 몇 십 명 치어 죽이고 나서야 그들은 비로소 불도저라는 '신약(新藥)'의 운전방법을 습득한다.

약은 알맞게 복용해야 한다

의사면허증은 '살인면허증'이다. 섬뜩한 비유이다.

그들은 "열 명은 죽여봐야 진짜 의사지"라는 말을 태연하게 내뱉는다. 구로사와 아키라(黑澤明) 감독의 초기 걸작 영화 〈주정뱅이 천사〉에서 젊은 야쿠자가 의사를 위협한다. 그러자 주정뱅이 의사가 날카롭게 소리친다.

"한두 명 죽여봤다고 거들먹거리지 마. 내가 죽인 놈은 열 명이야!"

암 전문의는 혼자서 500~1,000명을 죽인다고 단언할 수 있다. 1년에 27만 명이나 되는 사람이 항암제, 방사선, 수술로 학살당한다. 그래야 계산이 맞는다.

의약품은 대증요법이므로 즉효성(卽效性)이 있다. 일시적으로 증상을 완화할 수는 있다. 나는 약물요법을 완전히 부정할 생각은 없다.

아주 오래 전부터 '약은 알맞게 복용해야 한다'는 인식이 있었다. 다시 말해 사람에 따라, 때에 따라 약이 달라져야 한다. 용량, 질병, 시간을 잘 생각하여 처방하면 약물요법의 효능을 최대한 발휘할 수 있다. 앞서 언급한 멘델존 박사도 현대의학의 10%에 불과한 응급의학이 생명을 구할 수 있다는 점을 인정했다.

그래서 멘델존 박사는 후배들에게 "의사는 응급의학만 파고들어야 한다"라는 신랄한 조언을 해주었다. 마취약, 진통제, 강심제, 항생물질 등은 응급의료에 빠질 수 없다. 이런 의약품은 득도 주고 해도 주는 '양날의 칼'이다. 그런데 만성질환에 사용하는 의약품은 그저 상처만 내는 '한 날의 칼'일 뿐이다.

브레이크 없이 폭주하는 불도저. 조작법이 틀리면 수십 명, 수백 명의 사람들을 치어 죽일 수 있다. 운전 매뉴얼을 꼼꼼히 읽어 숙지하고 신중에 신중을 거듭하여 핸들을 조작해야 한다. 하지만 의사 가운데 '운전 매뉴얼'을 읽는 사람이 한 명도 없다니……. 매년 암환자만 27만 명이나

'치어 죽이는' 것이 당연하다.

진단 · 치료 가이드라인

'의약품 첨부문서'를 읽는 일본의 의사는 한 사람도 없다. 그러면 그들은 어떤 가이드북을 읽는가? 그들의 손에는 제약회사에서 건네준 깔끔한 팸플릿이 있다. 제약회사의 영업사원이 놓고 간 안내서이다. 팸플릿에는 알리기 곤란한 부작용에 대한 정보는 거의 없다. 훌륭한(?) 효능과 투약 매뉴얼만 실려 있다.

또 전국의 의사들이 치료할 때마다 열심히 뒤적이며 보는 문서가 있다. 바로 '진단 · 치료 지침(가이드라인)'이다. 이 문서는 후생노동성, 제약회사, 학회가 협력하여 작성한다는 방침이 있지만 실상은 제약회사 단독으로 작성한다. 후생노동성과 학회 교수진은 서명하고 명의를 빌려주는 정도만 한다. 그 대가로 후생노동성 책임자는 제약회사 고위직을 약속받고, 교수진은 고액의 사례금을 주머니에 넣는다.

'대사증후군 건강검진 가이드라인'에 이름을 올린 비만학회 회장이자 모 국립대학교 교수의 연구실에는 제약회사가 약 3억 엔이나 되는 사례금을 건넸다.

〈요미우리신문〉 조사에 따르면, 가이드라인 작성에 관여한 교수의 90%가 해당 제약회사에서 사례금을 받았다고 한다. 실로 노골적이기 그지없는 유착관계이다. 뒷거래는 과연 어느 정도일까? 그 실태는 제약회사가 작성한 가이드라인이 전국 의사들의 일상적인 진단과 치료 매뉴얼이라는 점에서 추측 가능하다.

2000년 이후 매년 무려 600건 이상의 가이드라인이 '지침집(指針集)'이라는 제목을 달고 발행된다. 전국의 의사들은 환자를 앞에 두고 페이지를 뒤적이며 지시대로 약을 처방한다. 다름 아닌 제약회사가 작성한 '지침'이다. 자신이 제조한 의약품을 아무렇지도 않게 사용하도록 하는 치료 프로그램이 노골적으로 기재되어 있다.

약 중독, 약으로 인한 사고사의 비극이 계속될 수밖에 없다. 가이드라인은 악마들의 파티에 차려진 식탁이다.

약 중독을 조심하라

약으로 수백만 달러를 버는 제약회사

사람을 약으로 절이는 데 있어서는 미국이 선진국이다.

"신약은 부작용이 나타나기 전에 팔아치워라!"

이 말은 현대의학의 불문율이다. 로버트 멘델존 박사는 그 예로서 관절염 환자에게 처방된 소염진통제 '부타졸리딘'을 든다. 의사에게 제공되는 의약품 첨부문서에는 이런 주의사항이 있다.

"환자에게 투여 시 극히 주의해야 함. 사용법을 지키지 않으면 중대한 부작용을 일으킬 위험이 있음. 복용기간에 상관없이 백혈병이 발생하는 증례가 몇 건 보고되었음. 부작용은 두통, 현기증, 혼수, 고혈압, 망막 출혈, 간염……."

부작용 증상은 모두 92개나 기재되어 있다. '제약회사는 왜 굳이 이런 위험한 약을 판매할까?', '왜 의사는 환자에게 이런 독물을 복용하게 할까?' 라는 독자의 의문에 멘델존 박사는 명쾌하게 답한다.

"부타졸리딘으로 수백만 달러를 벌 수 있기 때문이다!"

또 의사가 이런 독물을 환자에게 태연하게 투여하는 이유도 설명한다.

"제약회사와 고액의 돈이 얽힌 유착관계가 있기 때문이다. 제약회사가 파견하는 의약품정보 담당자는 사실 영업사원이나 마찬가지다. 판촉활동의 일환으로서 호사스러운 접대를 하는 것은 물론, 여기저기 돌아다니며 주문을 받고, 약 샘플을 무료로 배포하는 등 매일 바쁘게 뛰어다닌다. 의사가 제약회사에서 입수하는 정보(약의 사용 지식)는 안타깝게도 영업사원이나 의학잡지 광고에서 얻는 것이 대부분이다."

일본과 똑같이 질퍽거리는 유착관계다. 임상시험 데이터도 제약회사가 연구비를 지불하고 의사가 연구결과를 제출한다. 그 내용은 대단히 의심스럽다.

네 명의 노벨상 수상자를 포함한 저명한 과학자들로 구성된 위원회가 의약품에 관한 문제를 연구 · 조사한 결과 다음과 같은 점이 판명되었다.

① 모든 악의 근원은 임상시험을 실시하는 의사와 연구자에게 있다.

② 신약의 임상시험은 엉터리이다.

멘델존 박사의 지적대로 이런 점을 보면 의사의 지시대로 약을 복용하는 일이 얼마나 위험한지 알 수 있다.

대사증후군 건강검진의 덫

국가권력과 유착한 제약회사는 국가의 법률까지 개정하며 시장을 개척한다. 전형적인 예가 '대사증후군 건강검진'이다. 2008년에 시작된 이 제도를 나의 책《대사증후군 폭주》에서 철저하게 비판했다.

이 제도의 목적은 제약회사의 매출을 늘리는 것 외에는 아무것도 없다. 대사증후군 박멸이라는 명목하에 국가권력이 국민의 절반(40~74세)에게 '소환장'을 보낸다. 현대판 징병검사이다.

그 덫은 교묘하다. 원래 고혈압 진단기준은 최대혈압 180mmHg였다. 그런데 2008년 '대사증후군 건강검진'에서는 130mmHg까지 낮아졌다. 왜일까? 가능한 한 많은 고혈압 환자를 만들기 위해서이다. 그러면 혈압강하제 매출이 폭발적으로 증가하고 제약회사에 막대한 이익이 돌아가기 때문이다.

기준을 낮추면 '누구나' 환자가 될 수 있다. 비만 기준치, 콜레스테롤 기준치도 마찬가지다. 이런 식으로 3,060만 명을 대사증후군으로 진단하고 국가권력(후생노동성)이 병원으로 보낸다. 기준을 낮추어 건강한 사람을 환자로 탈바꿈시킨다. 무시무시한 음모 프로젝트이다. 실려간 병원에서는 대량의 약으로 사람을 절이는 지옥의 광경이 펼쳐진다.

그런데 양보다 더 순한 국민은 시키는 대로 한다. 웃을 힘도 없어질 지경이다. 그런데 이것은 웃을 일이 아니다. 혈압강하제의 부작용은 치매다. 콜레스테롤저하제의 부작용은 '거동 불능'이다. 혈당강하제의 부작용은 뇌경색이다. 다시 말하자면 치매, 거동 불능, 중풍 등 노인병의 비극을 급증시키는 것이 대사증후군의 음모이다.

나는 콜레스테롤저하제 '리피돌'의 연간매출액을 알고 나서 경악했다. 무려 1조 3,682억 엔! 제약회사들의 웃음소리가 높아만 간다.

후생노동성 사무관이 항암제가 '효과 없음'을 증언

'맹독'의 대표는 뭐니 뭐니 해도 항암제이다.

후생노동성 항암제 담당 사무관 K씨에게 질문했다.

"항암제는 암을 치료할 수 있나요?"

그러자 경악할 만한 답이 돌아왔다.

"항암제는 암을 치료할 수 없다는 것이 상식입니다."

"항암제의 독성은 어느 정도인가요?"

"심한 맹독물질입니다."

"항암제를 투여하면 맹독 때문에 환자가 사망할 수도 있습니까?"

"그건 흔한 일입니다."

암을 치료할 수 없는 맹독물질을 암환자에게 투여하고, 그 맹독성으로 수많은 암환자가 사망한다니……. 이것은 후생노동성 사무관이 태연하게 한 말이다. 이것은 치료라고 할 수 없다. 무지한 환자들을 독으로 학살하는 데 지나지 않는다.

사무관 K씨에게 항암제에 발암성이 있는지 물으니, "독한 발암물질입니다"라고 딱 잘라 말했다. 그 발암성 때문에 환자에게 새로운 암이 생길 수 있는지 물으니, "다른 장기에 새로운 암을 발생시킵니다"라고 태연히 인정했다. 인터뷰하던 나는 기가 차서 할 말을 잃었다.

후생노동성은 항암제가 암 치료에 전혀 효과 없는 맹독에 지나지 않는다는 사실을 잘 안다. 후생노동성 사무관 K씨의 대답이 그 증거다.

또 후생노동성 보험국 M의료과장은 공적인 자리에서 이렇게 발언했다.

"다들 모르시는 것 같은데, 항암제는 아무리 사용해도 효과가 없습니다. 이런 약에 보험을 적용시켜도 될까요?"

후생노동성 책임자들의 이러한 증언은 충격적이다. 감독기관의 책임자들이 항암제는 효과가 없는 맹독이라고 입을 모아 인정한다. 전율할 만한 현실이다. 암 치료라는 명목하에 행하는 항암제 투여는 이미 치료의 가치를 상실한 '독살(毒殺)' 행위일 뿐이다.

이보다 더 치가 떨리는 일은 언론이 이러한 충격적 사실을 전혀 보도하지 않는다는 사실이다. 제약회사라는 거대 스폰서의 압력으로 입을 굳게 닫아버렸다.

미국 국립암연구소 소장의 증언

항암제의 무효성에 대해서는 이미 약 25년 전에 미국에서 결정적인 증언이 나왔다. 1985년 미국 국립암연구소(NCI : National Cancer Institute)의 데비타 소장은 회의에서 항암제를 사용하는 화학요법은 효과가 없다고 충격적인 증언을 했다.

"우리는 절망적입니다. 항암제로 일부 암종양을 축소시킬 수는 있지만, 암세포는 항암제의 독성에 대해 순식간에 반항암제 유전자(ADG : anti-drug gene)를 변화시켜 항암제를 무력화시킵니다. 이는 곤충이 농약에 내성이 생기는 현상과 같은 원리입니다."

이처럼 '항암제 치료는 효과가 없다'고 미국 최고 연구기관의 책임자가 공적으로 인정하고 증언했다. 더 충격적인 일은 그 증언이 세계 언론에서 전혀 다뤄지지 않았다는 점이다. 전세계 언론이 제약회사 자본이라는 거대 권력에 완벽히 지배·통제되고 있다는 무시무시한 현실을 보여준다. 언론보도의 자유라는 말이 현대사회에서는 허망한 구호일 뿐이었다.

1988년 미국 국립암연구소는 〈암의 병인학(病因學)〉이라는 두꺼운 보고서를 발표했다. 보고서에서는 "항암제에 강한 발암성이 있어서 다른 부위에 새로운 암을 발생시킨다"고 확실히 인정했다. 하지만 이 보고서에 관해서도 세계 언론은 침묵을 지켰다.

거대 제약회사가 언론의 입을 막다

1990년 9월 미국 의회기술평가국(OTA : Office of Technology Assessment)이 "항암제, 방사선, 수술의 3대 암 요법은 식사요법 등의 대체요법과 비교했을 때 거의 효과가 없다"라는 내용의 결정적인 보고서

(OTA 리포트)를 공표했다. 이것은 1970년 닉슨 대통령이 선포한 '암과의 전쟁'의 '패배 선언'이었다.

미국 정부가 현대의학에서 암 치료의 '무효성'을 공식적으로 인정한 셈이다. 그러나 언론은 OTA 리포트도 묵살했다. 이는 세계 언론이 보이지 않는 거대한 힘에 완전히 지배되고 있다는 사실을 의미한다.

거대 자본이 정보와 언론을 지배한다. 거대 자본이란 군사 · 금융 · 석유라는 3대 자본이다. 그들은 국가를 넘어 세계를 지배한다. 암환자를 대량 살육하는 암 치료도 오싹하지만, 거대 자본의 힘에 눌려 진실을 보도하지 않는 언론도 공포스럽다.

암 치료의 부작용

불난 집에 기름을 붓다

게이오대학(慶應大學) 의학부의 곤도 마코토(近藤誠) 의사는 "항암제는 세포에 독으로 작용한다. 생명을 죽이는 독일 뿐이다"라고 단언한다. 세포를 죽이는 일은 생명체인 환자를 죽이는 일이다.

항암제는 분열이 왕성한 세포를 제일 먼저 섬멸한다. 따라서 모근세포(毛根細胞)가 순식간에 죽어 머리카락이 빠진다. 소화기관의 내장세포도 직격탄을 맞아 구토, 설사, 하혈 등이 일어난다.

이보다 더 무서운 독성은 조혈기능(造血機能)을 파괴하는 데 있다. 혈구세포(血球細胞)가 분열을 활발하게 반복하는 가운데 항암제가 침입하면 적혈구가 급격히 줄고 악성빈혈이 일어나 사망에 이른다. 혈소판이 대폭 줄어 장기내 출혈이 다발하면 다장기부전(多臟器不全)으로 사망한다.

가장 끔찍한 일은 백혈구가 급격히 줄어드는 것이다. 백혈구의 림프구는 면역세포라고 불리는데, 그 가운데 NK세포(natural killer cell)는 직접 암세포를 공격한다. 그런데 항암제라는 독물은 이러한 NK세포를 죽인다. 암과 싸우려는 아군 병사를 전멸시키는 셈이다.

암세포는 제 세상을 만난 격이다. 치료가 아니라 흉악한 짓거리다. 항암제의 정체는 '암 응원제' 이다. 투여할수록 암과 싸우는 면역력(NK세포)이 줄어들고, 암은 응원에 힘입어 급속도로 증식한다. 결국 항암제 치료는 불난 집에 기름을 붓는 끼얹는 격이다. 어린아이도 실소를 금치 못할 광기어린 사태이다.

암환자 사망원인의 80%는 치료 부작용

나는 지금까지 설명한 전율할 만한 의료 부패를 《항암제로 살해당하다 ① – 항암제 상식편》《항암제로 살해당하다 ② – 웃음의 면역학편》《항암제로 살해당하다 ③ – 암 자연치유편》 등에서 고발했다.

이 책을 쓰기 위해 취재를 하면서 주요 항암제의 '의약품 첨부문서' 를 구해 읽었다. 거기에 쓰인 엄청난 중대부작용을 보고 할 말을 잃었다.

심장마비, 쇼크사, 급성신부전, 폐렴, 뇌증……. 모두 적으면 100개 이상이나 된다. 맹독을 투여하기 때문에 온몸의 장기가 비명을 지르고 절규한다. 독살당하는 처참한 광경이다. 일선 의사들은 항암제가 암을 치료하지 못하고 지옥의 고통만을 준다는 사실을 알고 있다. 그래서 자신은 절대 항암제를 맞지 않는다.

도쿄대학(東京大學) 의학부 교수 네 명은 지금까지 수천 명에게나 항암제를 투여하여 '죽였으면서도' 정작 자신들이 암에 걸리자 모두 기어이 항암제를 거부했다. 식사요법으로 암을 치료했다는 어이없는 이야기가 있다.

오카야마대학(岡山大學) 부속병원에서 1년 동안 사망한 암환자의 진료기록을 조사했더니 암 때문이 아니라 항암제, 방사선 등 암 치료 수단의 중대부작용으로 사망한 사람이 무려 80%라는 결과가 나왔다. 이 충격적인 사실을 한 인턴의가 정리하여 박사논문으로 학부장에게 제출하자 그 자리에서 찢어버렸다는 놀랄 만한 내부고발도 있다.

오카야마대학 부속병원에서 암환자의 사망원인은 대부분 감염증이었다. 항암제, 방사선 때문에 면역력이 사라진 바람에 바이러스, 병균, 곰팡이균, 기생충이 침입하여 서서히 목숨을 앗아갔다.

암 치료의 피해자

암환자 가운데 80%의 사망원인은 암이 아니라 잔인한 암 치료의 부작용이었다! 정말 놀랍고 충격적인 사실이다. 현재 암환자는 연간 약 34만 명이 사망한다(후생노동성 발표). 그러나 그 가운데 80%인 약 27만 명은 암이 아니라 맹독성 항암제 등 중대부작용으로 사망한다. 대단히 놀라운 수효다. 경악할 만한 의료사고이기도 하다. 일선 의사들이 업무상 중과실치사죄로 형사책임을 져야 할 일이다. 하지만 의사가 체포됐다는 이야기는 들은 적 없다.

10년 동안 암 치료로 인해 학살된 희생자만 250만 명을 가볍게 넘는다. 2차 세계대전 후 65년 동안 암 치료의 중대부작용으로 인한 희생자 수는 1,500만 명을 훨씬 넘는다는 점은 확실하다. 태평양전쟁의 희생자 수는 약 300만 명이다. 따라서 암과의 전쟁에서 처참히 희생된 사람의 수는 태평양전쟁에서 희생된 사람의 수의 다섯 배 이상에 달한다.

소름이 돋고 등골이 오싹하다. 아우슈비츠의 학살, 731부대의 살육도 이에 못 미친다. 암 치료의 허망한 학살은 전 세계적으로 일어나는 어둠의 비극이다. 암 치료로 인류를 학살하는 광경은 무시무시한 악마의 향연 그 자체이다.

곤도 마코토 의사는 '암 산업'이 세계적으로 존재하며, 그 중추에 국가가 있다고 증언한다. '암 산업'의 별명은 '암 이권'이다, 더 쉽게 말하면 '암 마피아'이다.

제약회사, 병원, 의사 등 그 마피아들의 사령부는 바로 국가이다. 일본에서는 후생노동성이 이에 해당한다. 후생노동성이 마피아의 사령부였다니……. 암 치료로 국민을 1,500만 명 이상 학살했어도 아무도 단죄하지 못하는 것이 당연하다. 국가가 마피아의 중추이다. 그들은 자신의 죄를 스스로 심판하는 짓은 어리석다고 생각한다.

항암제 주사 하나에 700만 엔!

내 책을 읽은 사람들은 망연자실하여 묻는다.

"의사와 병원은 어떻게 그런 끔찍한 일을 태연히 할 수 있죠?"

나는 이렇게 답한다.

"까무러칠 정도로 많은 돈을 벌기 때문이죠."

나는 신형 항암제 가격을 알아보고 나서 쓰러지는 줄 알았다. 0.1g에 7만 엔이라니! 1ml에 70만 엔이다. 10ml 주사기로 한 대 맞으면 700만 엔이나 든다. 맹독성 물질에 '항암제' 라는 라벨을 붙여서 다이아몬드로 만드는 셈이다. 실로 현대판 연금술이라 할 만하다. 마피아에게는 끊을 수 없는 짭짤한 비즈니스이다.

암환자 한 사람에게 들어가는 치료비는 연간 평균 350만 엔이다. 3년 치료를 받으면 1,000만 엔을 돌파한다. 치료의 내실은 전혀 없다. 미친 현실이다. 현대병원을 가장한 암 치료현장의 베일을 벗기면 시체 썩는 냄새가 만연한 지옥의 광경이 끝없이 펼쳐진다. 구역질 한 번 하고 끝낼 일이 아니다.

한 내과의사는 다음과 같이 고백했다.

"지금까지 암환자를 500명 정도 수술하고, 300명 정도에게 항암제를 투여했지만 한 사람도 살리지 못했습니다. 그러므로 현대의 암 치료는 효과가 없다고 확실히 말할 수 있습니다."

그 의사의 얼굴에 괴로운 빛이 번졌다. 800명이나 되는 사람을 '죽였다' 고 고백한 셈이기 때문이리라.

항암제로 승인받는 과정

지금까지 이 글을 읽은 사람이라면 누구나 의문을 품을 것이다. 단순한 맹독물질이 어떻게 해서 항암제라는 값비싼 의약품으로 승인받는 것일까?

의약품 승인이야말로 현대의학이라는 '악마숭배교' 에 제물을 바치는 의식이다. 항암제는 세포에 독으로 작용한다는 사실은 앞에서 설명했다. 다시 말해 항암제로 개발하는 물질은 기본적으로 맹독물질이어야 한다. 항암제 제조사 '연구원' 은 '포이즌 헌터(poison hunter)' 나 다름없다. 독물이라면 어떠한 물질이든 항암제로 탈바꿈시킬 수 있다.

나는 항암제를 조사하는 과정에서 '이페리트' 라는 화학물질을 발견하고 깜짝 놀랐다. 이페리트는 1차 세계대전에서 사용한 화학병기 '머스터드 가스' 이다. 화학병기가 그대로 항암제로 쓰인다. 다만 독이 너무 강하면 암환자가 즉사하기 때문에 '죽지 않을 정도' 로 조절하는 것이 핵심이다.

곤도 마코토 의사는 저서 《신(新) 항암제의 부작용을 알 수 있는 책》에서 항암제 승인 과정의 악마적 의식을 생생하게 묘사한다.

후생노동성 사무관 K씨는 "항암제를 투여하고 4주 이내에 암종양의 10% 정도를 축소시킬 수 있다면 항암제 승인을 한다"고 말했다. 나는

'4주 이내' 라는 기간이 짧다고 느꼈는데, 미국 동해안 리포트(미국 동부 20개 대학교가 참여하여 작성한 보고서)를 읽고 나서야 기간이 짧은 이유를 알 수 있었다. 동해안 리포트에서는 일단 축소된 암도 5~8개월 지나면 반항암제유전자(ADG)로 인해 재증식된다고 보고했다. 따라서 그들은 진실이 들통 날 것이 두려워 4주라는 극히 짧은 관찰기간을 설정한 것이다.

5년 생존율의 허와 실

항암제 개발을 할 때는 먼저 개, 원숭이, 토끼 같은 실험동물을 대량 죽인다. 그러고 나서 '제1상 독성시험' 을 시작한다. 말기 암환자를 대상으로 '어느 정도 투약하면 죽는가?' 를 확인하는 시험이다. 환자 본인에게는 생체실험 대상이 되었다는 사실을 절대 알려주지 않는다.

이는 예전에 731부대가 실행했던 생체실험과 전혀 다른 점이 없다. 연구자가 하는 행위는 살인행위나 다름없다. 법적으로 살인죄이다. '이 정도 주사하면 죽을 수도 있다' 라고 인식하고 투여하여 죽음에 이르게 하면 미필적 고의 살인에 해당한다.

항암제 시험이 계속되는 와중에 결과가 나쁜 데이터는 '탈락' 하여 쓰레기통에 처박힌다. 의학회 발표장 로비에서 의사들은 다음과 같은 대화를 나눌 것이다.

"효과 없는 약을 이렇게 사용해도 될까?"

"고형암에는 전혀 효과가 없네."

"다 연구비랑 업적을 위한 거야."

이런 식으로 '5년 생존율' 같은 데이터가 조작된다. 어느 대학병원에서는 22년 동안 췌장암 환자의 5년 생존율이 0.7%인 것을 20%로 부풀려 발표했다. 의학 데이터의 정체는 다 이런 식이다. 순진하게 믿으면 바보다.

면역력을 키워라

로버트 멘델존 박사의 고발처럼 의사가 실시하는 시험과 연구 자체가 엉터리다. 신약 연구 현장은 환자라는 제물을 악마숭배교에 바치는 제단과 같다.

원래 약사법에는 "효능에 비해 위험성이 큰 물질은 의약품으로 승인해서는 안 된다"라고 명시되어 있다. 이를 적용하면 항암제는 다 탈락되어야 한다. 모든 항암제는 그 존재 자체부터가 약사법 위반인 것이다. 당장 승인을 취소해야 한다.

게다가 세계 최대 제약회사 화이자가 판매하는 플라토신 같은 위법 항암제도 존재한다. 플라토신의 의약품 첨부문서에는 '유효 데이터'가 한 줄도 기재되어 있지 않다. 즉 '효과성 제로'이다. 또 '부작용 조사'란에는 '실시하지 않았음'이라고 당당하게 기재되어 있다. 의약품 첨부문서 자체가 약사법을 짓밟은 셈이다. 당연히 약사법 위반이다. 항암제 승인 과정에서 부패, 타락, 무책임함이 있음을 스스로 입증하고 있다.

《자연치유(Spontaneous Healing)》의 저자 앤드루 와일(Andrew Weil) 박사는 하버드대학교 의학부에서 공부한 인재이지만 "대학교에서 배운 치료는 절대 나에게는 적용하고 싶지 않다"라고 본심을 드러냈다. 그리고 "현대의 병원에서는 저주를 퍼붓는 흑마술(黑魔術)을 일상적으로 행한다"라고 비꼬며 통렬하게 비판한다.

명저 《면역혁명(免疫革命)》의 저자이자 니가타대학(新潟大學) 대학원 교수인 아보 도오루(安保徹) 의사는 다음과 같이 단언한다.

"약을 끊으면 병이 낫는다. 면역력을 키우는 가장 빠른 지름길은 약에서 해방되는 것이다."

세계 의료를 지배하는 '악마숭배교'를 당당하게 비판하는 용기 있는 의사들이 속속 나오고 있다. 그들이 미래의 신의학(新醫學)을 짊어질 의사들이다.

대체요법으로 이룩한 생존율 95%의 기적

생존율 95%의 기적

"병원의 암 치료는 지옥행 특급열차이다. 한 번 타면 내릴 수 없다."

암환자들의 모임인 이즈미회(이즈미는 '생명의 샘물'이라는 의미)의 나카야마 다케시(中山武) 회장은 이처럼 명쾌하게 경고했다.

나카야마 회장은 50대 중반에 위암에 걸렸다. 그에게 의사가 생존 확률은 3만분의 1이며 남은 인생은 6개월이라고 말했다. 하지만 그는 '죽을 수 없다'는 일념으로 현미를 100번 이상 씹어 삼켰다. 직장도 관두고, 담배도 끊고, 맛있는 음식도 고기도 딱 끊었다. 그러자 6개월 만에 죽기는커녕 5년이 지나 검진을 받아 보니 암이 완전히 사라졌다.

암환자들의 침울한 모습을 보다 못한 나카야마 회장은 암환자의 자조 모임인 '이즈미회'를 만들었다. 회원 수는 약 800명인데, 놀라운 점은 생존율이다. 회원의 4분의 1이 초기 암이고 나머지가 중기와 말기 암인데, 연간 생존율은 95%이었다. 그것도 10년 동안의 평균치이다(나고야대학 의학부 조사).

나카야마 회장은 "비슷한 나이의 사람보다 더 오래 살고 있다"라며 웃는다. 회원들은 특수한 치료를 받지 않는다. ① 암은 나을 수 있다고 확신하고, ② 현미식과 채식을 하며, ③ 운동을 꾸준히 했을 뿐이다. 이런 방법만으로 건강한 사람을 능가하는 생존율 95%를 달성했다.

이와 비슷한 성과를 올린 '암환자학연구소'의 가와타케 후미오(川竹文夫) 대표가 발표한 '암 치료법칙'은 완벽한 암 치료계획이다. 그 내용은 '이즈미회'의 방법과 거의 똑같다. '암환자학연구소'에서도 이미 700명이 넘는 완치자와 자연치유자가 확인되었다. 이런 성과는 환자들이 현대의학에 던진 도전장이라고 할 만하다.

조작된 정보의 울타리 안에서 사육되는 가축

1990년 미국 의회기술평가국이 OTA 리포트에서 인정했듯이 항암제, 방사선, 수술이라는 암의 3대 요법은 효과가 없다.

미국 동부 20개 대학교가 참여하여 작성한 보고서인 〈동해안 리포트〉에서는 폐암환자 743명(전원 4기)에게 실험했다. 이 인체실험에서 "항암제를 많이 투여한 그룹일수록 일찍 사망했고, 종양이 수축되었더라도 5~8개월 지나면 재증식하여 원래 크기로 증대한다"는 사실이 판명되었다. 암의 3대 요법은 이처럼 절망적이다.

또 한 가지 기억해야 할 사항은 암은 손댈수록 포악해진다는 사실이다. 한 의사는 암도 개나 고양이와 비슷하다고 했다. 귀여워해주면 얌전하지만, 괴롭히면 이빨을 드러낸다는 말이다.

의사는 항암제, 방사선 등으로 암에 '손대야' 한다고 말한다. 바보 같은 짓이다! 반항암제 유전자의 존재조차 몰라서 하는 행동이다. 의사는 이처럼 무지하다. 항암제와 방사선의 독성은 반항암제 유전자를 변형시켜 암을 더 포악하게 만든다. 그러면 손을 쓸 수 없게 된다. 암 치료를 받고 회복된 것처럼 보이는 사람이 다시 재발하여 순식간에 사망한다. 반항암제 유전자 때문에 암세포가 악성화되어 일어나는 비극이다.

하지만 의대생들은 학교에서 암의 3대 요법만 배운다. 바보를 만드는 미친 교육이다. 병원에도 항암제, 방사선, 수술뿐이다. 그런 병원에서 서성대고 있으면 80%의 확률로 '살해' 당한다.

그러나 암환자들은 병원 창구 앞에 순순히 줄을 선다. 왜일까? 무지하기 때문이다. 완벽히 속고 있기 때문이다. 세뇌되었기 때문이다. 거대 제약회사는 교육에서 언론까지 완벽하게 지배한다. 섬뜩한 세뇌교육이다. 거칠게 말하면, 인류는 조작된 '정보' 라는 이름의 울타리 안에서 사육되는 가축이나 다름없다. 그러나 나는 다르다. '울타리' 바깥에 펼쳐진 대지에서 산다. 인류는 우선 '울타리' 를 탈출하여 자유로운 하늘 아래 살아야 한다. 가축이 갈 곳은 도살장뿐이기에…….

병원에 가지 않고 치료하는 암요법

전국의 의사들은 '이즈미회', '암환자학연구소'에게 암 치료법을 겸허히 배워야 한다. 그들이 실시하는 요법이 암 치료의 왕도이다. 이 두 단체 모두 암 치료의 첫 번째 단계로 '병원에 가지 않기'를 꼽는다. 당연한 이야기다. 병원에서는 살인 3대 요법을 실시하니까.

나는 이런 자조모임이 지도 · 실시하는 요법을 책 한 권에 정리했다. 그 책이 《병원에 가지 않고 치료하는 암요법》이다. 그 책에서 설명한 사항은 다음과 같다.

① 암환자학연구소의 암 치료법

② 완전 치유 법칙(비디오)

③ 웃음요법

④ 온열요법

⑤ 자연요법

⑥ 채식요법

⑦ 심리요법

⑧ 주택요법

⑨ 접촉요법

⑩ 당사슬요법

⑪ 동종요법

⑫ 운동요법

⑬ 호흡요법

⑭ 심상요법

여기 소개한 모든 요법은 암환자의 자연치유력을 적절하게 증강시킨다. 쉽게 말하면 NK세포를 급증시켜 암세포를 없애는 것이다. 무척 단순한 이론이다.

하지만 현대의학은 이런 치료법을 완전히 묵살하고 배제한다. 왜일까? 그들 입장에서 이런 간단한 치료법으로 암이 나으면 곤란하다. 주사 한 대에 700만 엔인 '악마의 상법' 이 들어설 자리가 없기 때문이다.

미국은 대체요법을 혼용하여 암 사망률을 낮춘다

미국에서는 매년 암 사망자가 수천 명씩 줄어들고 있다. 1990년 OTA 리포트가 발표된 이래, 미국 정부가 대체요법의 우수성을 인정했기 때문이다. '암과의 전쟁 패배 선언' 을 한 후 역설적으로 미국 의학계가 암을 극복해가는 중이다.

2008년 미국 암학회의 조사에 따르면 미국 암환자의 40~60%가 기도, 영양보조식품 섭취 등의 대체요법을 실시한다. 암으로 진단받고 나서 10~24개월 지난 환자가 대체요법을 하는지 여부를 조사한 결과 '기도, 영적 체험 시도 61%', '기공 등의 명상 40% 이상', '종교적 치유

40% 이상', '영양보조식품 섭취 40% 이상'(3,139명 조사, 중복 답변)으로 나왔다. 특히 수입이 많고, 학력이 높고, 젊은 여성일수록 대체요법을 시도하는 경향이 강했다.

암 사망의 원인인 항암제, 방사선, 수술이 감소하면 암으로 인한 사망자 수도 줄어드는 것이 당연한 이치다. 의료현장 '암 사망'의 80%가 암 치료 중에 생기는 의료사고이기 때문이다.

현대의학에서는 오랜 기간 동안 암의 3대 요법만이 최고의 암 치료요법이고, 식사요법이나 심상요법 등 대체요법은 사이비라고 단정해왔다. 하지만 실제로는 자연요법이 최고의 요법이고, 암의 3대 요법이 사이비라고 말할 수 있다.

지금까지 현대의학이 미신이나 주술이라고 멸시했던 영적요법(靈的療法)이 사실은 암 치료의 근간이다.

'웃음의 면역력', 자연의 힘에서 배워라

나의 저서 《항암제로 살해당하다 ② - 웃음의 면역학편》에서 웃음이 암을 치료하는 특효약임을 증명했다.

오사카(大阪)에 위치한 난바카게츠 극장에서 암환자 19명을 웃게 하는 유명한 실험이 있었다. 3시간 동안 계속해서 웃은 암환자는 혈중 NK세포가 눈에 띄게 증가했다. 6배나 늘어난 사람도 있었다. 이러한 효과를 낼 수 있는 '의료'나 '약'은 이 세상에 없다.

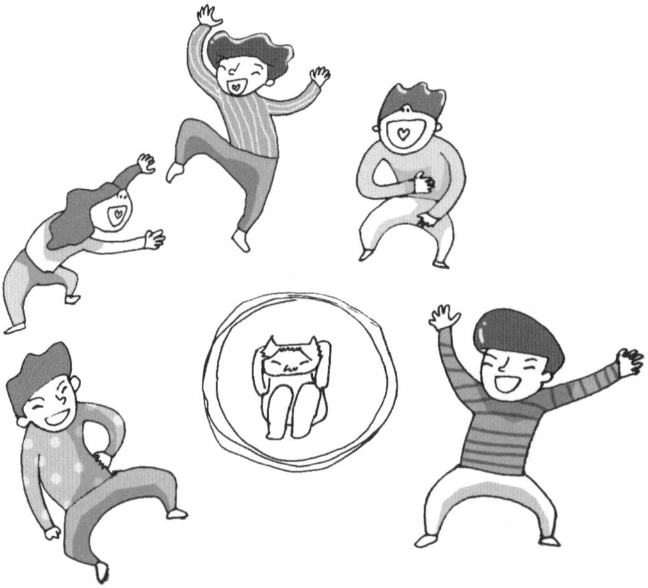

아보 도오루 교수는 '웃음', '식사 개선', '신체 보온'이 암을 치료하는 3대 요법이라고 말했다. 무척 간단하다! 이러한 것을 실천하는 곳이 '이즈미회' 같은 암환자들의 자조모임이다. 이제는 병원에 의지할 수 없다. 그들은 '지옥행 특급열차'에 타기를 거부해서 살아남았다.

이처럼 평범한 진리를 현대의학이 겸허히 배울 때가 되었다. 이것이 '신의학 선언'의 근간이라 할 수 있다. 진리를 배운다는 것은 자신이 범한 과오를 반성하고 인정하는 행위이다.

현대의학의 과오

현대의학의 치명적 과오는 근대의학·영약학의 태동기로 거슬러 올라간다. 그 과오와 폐해를 열거해 보겠다.

심신이원론

서양철학은 유심론(唯心論), 유물론(唯物論)의 이원론에서 파생되었다. 서양의학은 유물론에서 신체기계론으로 전개되었다. 이에 비해 동양철학은 예전부터 '심신일여(心身一如)' 라는 심신일원론이 오늘날까지 이어진다. 어느 쪽이 옳은지 이제는 의논의 여지가 없다. '심신상관(心身相關)' 은 인간론의 기본원칙이다.

서양의학은 한스 셀리에(Hans Selye) 박사가 스트레스학설을 주창한 이래 심신상관으로 눈을 돌리기 시작했고, '웃음의료' 를 확립한 노먼 커즌(Norman Cousins) 박사의 정신신경 면역학으로 계보가 이어졌다. 이를 바탕으로 앤드루 와일(Andrew Weil) 박사가 자발적 치유력을 발견했다. 하지만 동양의학에서는 이미 5,000년 전 고대시대부터 심신상관이 자명한 사실이었다.

따라서 '신의학' 에서는 심리요법, 심상요법, 명상요법, 호흡요법, 요가요법 등을 진지하게 다루어야 한다.

약물요법

약물요법의 과오는 이미 설명했다. 약물요법은 그 본질인 구급의료에 한정되어야 한다. 그리고 현대의학이 성립할 때 배척, 탄압, 추방되었던 자연요법(Naturopathy), 정체요법(Osteopathy), 심리요법(Psychopathy), 동종요법(Homeopathy)을 부활시켜 정당한 지위를 돌려주어야 한다.

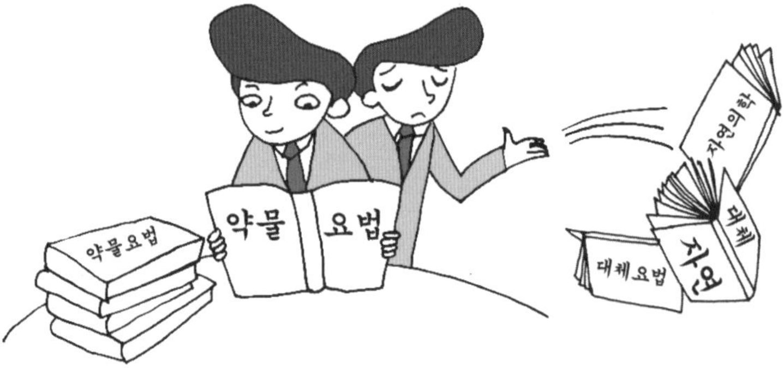

포이트의 영양학

독일의 생리학자 포이트(Voit)는 '근대영양학의 아버지'라고 불린다. 포이트는 "가장 좋은 영양은 동물성 단백질이므로 육류, 햄, 소시지, 우유, 치즈, 알 등을 많이 먹고 탄수화물은 영양가가 부족하므로 피해야 한다"라며 육식 예찬을 했다.

현대 영양학의 입장에서 보면 얼토당토않은 말이다. 육식을 하면 사람이 단기적으로 공격성을 띤다. 포이트의 영양학 역시 '전쟁영양학'이라고 하겠다.

피르호의 학설

"암세포는 한 번 생기면 숙주인 환자가 죽을 때까지 증식을 계속한다." 이것은 독일의 의사 피르호(Virchow)의 암세포 무한증식론이다. 피르호는 19세기 중반 독일에서 철혈재상 비스마르크의 정적이었다. 의사이기 이전에 강력한 정치력을 가진 정치가였다. 따라서 그는 자신의 학설을 '독일의학'의 중심에 두었다.

하지만 오늘날 갓난아기부터 노인까지 체내에서 매일 평균 5,000개나 되는 암세포가 생겨나고 있다는 사실이 확인되었다. 피르호의 설이 옳다면 인류는 100만 년 전에 멸종했을 것이다. 인간의 체내에는 수백만에서 수억 개에 이르는 암세포가 있는 것이 정상이다.

그런데 왜 암이 발병하지 않을까? 면역세포의 일종인 NK세포가 매일 암세포를 공격하여 죽이기 때문이다. NK세포가 발견된 시기는 30여 년 전이다. 피르호는 이 면역세포의 존재조차 몰랐다.

그럼에도 현대의학 교과서에는 피르호의 학설이 빠지지 않고 쓰여 있다. 이것 또한 흑마술의 힘인가? 우스우면서도 오싹하다. 악마숭배교의 사제, 즉 의료 마피아는 NK세포가 암을 죽인다는 사실을 환자와 의사가 알게 되지나 않을까 마음속 깊이 두려워한다. 진실이 알려지면 전 세계적으로 수십조 엔에 이르는 암 이권이 사라지기 때문이다.

골수조혈설

의대생은 "피는 뼈에서 만들어진다"고 배운다. 하지만 이 학설은 틀렸다. 정확히 말하면, 피는 장에서 만들어진다. 이 사실은 모리시타 게이이치 박사 등이 입증했다. 이 '장관조혈설(腸管造血說)'은 모리시타 · 치시마(森下 · 千島) 학설이라고도 하며 오랫동안 의학계에서는 이단 취급을 받았다. 그러나 최근 연구를 통해 차츰 이 학설이 정확하다고 밝혀지고 있다. 더 자세히 말하면, 혈구는 체세포가 되고, 체세포는 혈구가 된다. '혈구가역분화설(血球可逆分化說)'을 주창한 '장관조혈설'은 재평가되어야 마땅하다.

골수이식

백혈병을 치료할 때 행하는 골수이식 수술은 '골수조혈설(骨髓造血說)'에 바탕을 둔다. 여기서 골수조혈설이 틀린 학설이기 때문에 골수이식은 무의미한 치료이다. 백혈병은 혈액의 암이 아니라 백혈구가 피폐해져 생기는 병이기 때문에 철저한 휴양을 통해 회복된다고 주장하는 연구자도 있다. 백혈병이 악화되고 환자가 죽는 것은 해열제 · 항암제로 인한 중대부작용 때문이다. '치료'를 하기 때문에 죽는다는 점에서 암 치료와 마찬가지다.

소마타이드 이론

모리시타 · 치시마 학설은 '세포신생설(細胞新生說)'을 주장하여 의학계의 비웃음을 샀다. 그러나 최근 소마타이드(somatid)가 의학계에서 주목을 받고 있다. 소마타이드란, 세포 사이를 활발하게 날아다니는 미소체이다.

의학계는 그동안 소마타이드를 단순한 플라크(plaque)로 여겼다. 하지만 소마타이드를 발견한 프랑스 생물학자 가스통 네상(Gaston Nessens)에 따르면 소마타이드는 생명소체로서 16개의 다른 형태를 지니고 있다는 사실이 증명되었다.

모리시타 박사는 현미경으로 소마타이드가 모여 형성되었다고 여겨지는 구조체를 관찰했다. 소마타이드는 합성 · 합체하여 세포, 조직, 기관을 재형성하는 듯 보인다. 생명론의 근간을 뒤흔드는 소마타이드 이론은 신의학에서 규명해야 할 과제이다.

생체내 원자 전환

이것은 사이비 과학이라는 딱지가 붙어 무시되어 왔던 이론이다. 예전에 케르브란(Kervran)과 고마키 히사토키(小牧久時)라는 두 과학자가 생체조직의 원자 전환을 실험으로 증명했다. 전환이 증명된 원소는 나트륨(마그네슘으로 전환), 칼륨(칼슘으로 전환) 등이다.

두 과학자는 이 실험으로 노벨상 후보에 오르기도 했지만 기성 학계의 탄압을 받고 역사 속에 묻혔다. 신의학에서는 생명론의 근간이 될 만한 이 이론을 다시 발굴하여 평가해야 할 것이다.

칼로리설의 오류

하루에 야채즙 한 잔만 마시며 10년 이상 살고 있는 여성이 있다. 기존의 칼로리 이론은 이처럼 소식이나 단식을 하며 사는 사람의 존재를 설명하지 못한다. 칼로리 일변도의 영양학으로는 참된 건강을 확보할 수 없다.

해당계와 미토콘드리아계

아보 도오루 교수는 두 가지 에너지계를 주장한다. 즉, 포도당을 분해하여 에너지를 얻는 '혐기계(嫌氣系)'와 호흡한 산소를 이용해 미토콘드리아에서 에너지를 얻는 '호기계(好氣系)'이다. 주목할 만한 이론이다.

칼륨 원자 전환

아보 도오루 교수의 이론에 따르면, 미토콘드리아계의 에너지 발생계통에 구연산회로와 전자전달계가 공존한다고 한다. 칼륨에 0.012%

함유된 칼륨40이 나트륨으로 원자 전환하는데, 이때 발생하는 방사능을 사용하여 전자전달계가 움직인다.

간단히 말하자면, 핵에너지로 생명활동이 이루어진다는 특출한 이론이다. 아보 교수는 '몸 속에 원자로(原子爐)가 있다는 뜻' 이라고 말한다. 이 이론은 소식주의자가 건강하게 살 수 있고, 철새가 지구 반 바퀴를 날 수 있는 이유를 설명해준다.

단식요법

최근 재평가되고 있는 요법이다. 야생동물은 암, 당뇨병, 심장병, 노이로제, 우울증에 걸리지 않는다. 야생동물은 병이나 상처를 단식으로 치유한다. 본능적으로 알고 있는 가장 과학적인 방법이다. 단식에 들어가면 신체가 며칠 만에 소화 위주의 상태에서 치유 위주의 상태로 전환하여 면역력 등 자연치유력이 폭발적으로 증강한다.

신의학에서는 이처럼 대자연의 혜택을 받은 요법을 최우선으로 환자에게 시술해야 한다.

Chapter 3

혈액을 맑게 하는 동의부항 건강법

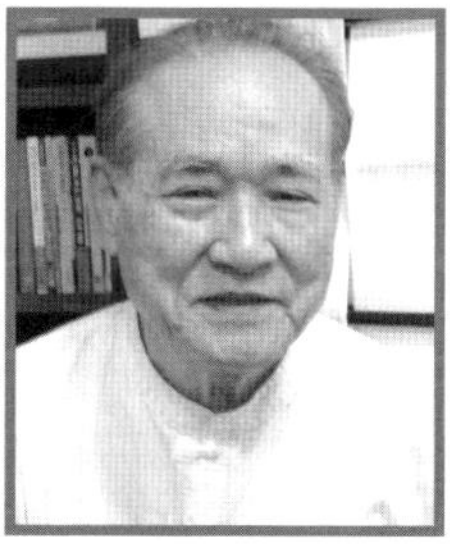

기준성

한국 정식운동(正食運動)의 일인자
한국자연식협회 회장, 자연식동호회 회장
저서로는 《우리가 몰랐던 암 치료하는 면역 습관》, 《우리가 몰랐던 동의부항의 놀라운 기적》, 《스스로 암 치유하는 몸》, 《암혁명》, 《자연식 100세 건강》, 《기적의 자연요법》, 《자연식 대백과》, 《장수만세》 외 다수

동의부항의 놀라운 효과

동의부항은 민중의술

부항(附缸)의 원리는 간단하다. 한마디로 말해서 막힌 곳을 뚫어주고 독소를 제거하며 혈액순환을 잘 되게 하는 것이다.

일본에 강연 갔을 때, 부항의 효과는 마치 자유를 잃었던 사람이 억압으로부터 풀려날 때 느끼는 황홀한 해방감과 같다고 나의 파란 많은 인생역정의 체험에 비유하여 말했더니 일본의 젊은 벗들이 매우 감동적이라면서 온갖 시련 속에서 터득한 한국 민중의 해방의학(解放醫學)으로 보급하면 좋겠다고 하였다. 이러한 취지가 라틴 아메리카의 민중운동가에게 알려져 그쪽의 해방신학과 더불어 전설적인 슈퍼 닥터 Atom(본명 : 이노우에 마코도)의 바이오 헬스 운동에 해방의학으로 접목되기도 하였다.

나는 젊은 시절 해방 전후의 격동기에 대단한 애국심의 발로라기보다 그저 불의와는 타협하지 않는 성격으로 일제로부터는 불령선인(不逞鮮人)이란 사상범으로 낙인이 찍혀 핍박을 받았고, 해방 후에는 민주화 반체제운동 정치범으로 11년간 옥중생활을 하였다. 그래서 8 · 15 해방, 6 · 25 한국전쟁, 4 · 19 혁명, 군사독재정권의 횡포 등 가열한 역사의 현장을 옥중과 음지에서 체험하고 지켜보는 산증인이 되었다.

일제 식민지체제의 온갖 압제의 굴레로부터 벗어난 8 · 15 해방의 감동과 힘없는 민초(民草)들이 궐기해서 부패권력을 타도한 4 · 19 혁명의 감격 등은 실로 엄청난 소용돌이였다. 모든 사람이 서로 얼싸안고 하나가 된 일체감과 동질감 속에서 무서운 새 역사의 동력이 발동한 순간이었다. 자유를 박탈당하고 억압당해 보지 않은 사람은 자유가 얼마나 값진 것인지 모른다. 온갖 마음의 응어리가 말끔히 씻겨지는 카타르시스의 쾌감을 모른다.

한국 사람은 옛날부터 한번 신이 나면 무슨 일이고 해낼 수 있는 무서운 저력을 갖고 있다. 그러한 해방의 감격 속에서 우리 민족은 온갖 시련을 극복하였고, 근대화를 완성하는 데 영국은 산업혁명 후 300년이 걸렸다면 일본은 명치유신 후 150년이 걸렸고 우리는 한국전쟁 후 전국토가 잿더미가 된 폐허 위에서 불과 50년 만에 세계 10위권의 경제 기적을 이루었다. 앞으로 남북통일이란 또 한 번의 해방의 감격을 맞이하게 되면 지금은 낙후되고 피폐한 북한 경제도 통일된 민족의 저력에 의하여 15년이면 능히 선진국 대열에 진입할 것으로 예상한다.

부항은 모든 생리적 억압으로부터의 해방이란 점에서, 건강면에서 막힌 것을 뚫어 주고 신진대사를 활성화시켜 생명에 내재하는 치유력에 점화시킨다는 점에서 해방의 원리와 똑같다. 따라서 부항은 한민족의 오랜 시련의 역사 속에서 얻어진 진주처럼 찬란한 보물인 것이다.

그러한 부항을 몸소 체험한 한국 법학계 태두(泰斗) 박병호 박사(학술원 회원, 서울대 명예교수, 전 서울법대학장)는 "동의부항은 우리 집에서 만병통치의 신기(神器)처럼 가보가 되고 있다"고 극찬하면서 주변 친지들에게 적극 권장하였다. 이렇게 부항을 애용한 열렬한 팬 중에는 "모든 난치병, 불치병도 낫게 하며 몸 안의 독(毒)과 사기(邪氣)를 제거하여 행운을 부르는 현묘한 마법의 그릇과 같다"고 탄복한 사람도 있다.

이와 같이 부항은 인류가 최초에 질병에서 벗어나기 위해서 생각해 낸 '원점(原點) 의학' 인 동시에 격증하는 공해시대에서 성인병 대책에 다시 각광을 받을 수 있는 마지막 도달한 정혈요법, 즉 '종점(終點) 의학' 이라고 할 수 있다. 바야흐로 의학도 이제 원점 회귀의 새 지평이 열리고 있다.

고대 의술의 재발견

60여 년 전, 청소년기에 나는 매우 병약하여서 골골거리며 암담한 세월을 보냈다. 원래부터 알레르기 체질로 인한 천식에 관절염, 위궤양, 좌골신경통, 치질 등 갖가지 병들을 번갈아 앓으면서 지냈다. 어느 해 겨울에는 심한 기관지염에 폐렴, 늑막염까지 속발하여 사경(死境)을 헤맨 때도 있었고, 한 가지 병이 좀 나은가 하면 또 다른 병이 잇달아 찾아오고 하여 연중 병고에 신음하면서 좌절에서 헤어나지 못하고 있었다.

평소에 몸에 좋다는 약이나 보약을 늘 복용하고 있었지만 약이란 본래 그때그때의 응급적인 치료효과는 있어도 체질을 좋게 하는 것은 아니므로 계속적인 투약 결과는 약효를 감소시킬 뿐더러 부작용을 수반하여 도리어 질병의 악순환, 고질화를 초래했던 것이다.

나의 성장기는 일제의 전시체제하에서 식량 부족의 배급시대에 속하지만 가정적으로는 부유한 환경이어서 일반에서는 구경하기 힘든 설탕, 우유, 계란, 육류, 보약 등을 많이 먹고 자랐다. 성장기의 이러한 미식 습관과 과보호가 편식의 습관을 갖게 하였고 도리어 질병에 약한 선병질(腺病質) 체질이 된 가장 큰 원인이었던 것이다.

요즘 청소년들의 대부분이 체구는 크지만 알레르기 체질로 되어 있는 것도 따지고 보면 우유, 계란, 설탕, 약물 등을 성장기의 어린이들에게 많이 먹인 결과가 아닌가 싶다. 알레르기 체질은 암을 유발하는 조건도 되는데 암이 격증하는 원인에 대해서도 자신들의 식생활을 한 번 반성해 볼 필요가 있을 것이다.

나의 부친은 고혈압, 모친은 위암으로 돌아가셨다. 이러한 가계(家系)를 가진 내가 천식으로 고생하던 시절에 우연히 어느 노인으로부터 옛날의 부항요법을 소개받고 그 방법으로 완치하게 되었다. 그렇게 자연요법의 신비한 효험을 체험하게 된 것이 그후 고대 의술에 관심을 갖게 된 동기가 되었다.

과거 속에 묻혀 가는 선인들의 방법 중에는 현대과학으로도 따를 수 없는 값진 것들이 더러 남아 있는데 그러한 유산들을 발굴하여 현대생활에 재현해보자는 생각에서 그간 자연요법을 전념해 온 지 60여 년이 되었다. 그러한 결과로 지금은 질병이라는 것을 모르고 80에 이르렀지만 정신과 육체적으로 조금도 20대에 뒤지지 않을 정력과 건강을 지니고 있다.

현미 · 채식과 부항요법을 일상화하고 있는 우리 가족은 치과 외에는 병원이나 약국 신세를 져본 일이 없으며 어린이에게는 예방접종 같은 것은 일체 안 하고 있지만 질병을 모르고 건강하게 자라고 있다.

그런 점에서 누구보다도 복 받은 가정이 되었다고 자부하고 있는데 이는 일병식재(一病息災)라는 뜻과 같이 내가 청소년기에 한 가지 병을 고치려고 노력하면서 터득한 자연건강원리에서 힘입은 것이다.

반대의 경우 무병단명(無病短命)이라는 말이 있는데 평소에 병이 없는 것만을 자랑하고 무리를 일삼으며 건강을 소홀히 한 사람이 하룻밤 사이에 갑자기 심장마비 등으로 요절하는 예도 많은 것이다. 그러고 보면 사람은 어떤 나쁜 병에 걸리거나 재난을 당했을 때라도 대상을 두려워하고 절망하기에 앞서 거기에서 자신의 생활을 반성하여 질병에서 배우고 무엇인가 깨달음이 있으면 반드시 길이 있고 전화위복의 계기가 될 수도 있는 것이다.

질병현상이란 나를 이유 없이 괴롭히는 외적의 침입이 아니라 나의 왜곡된 부자연한 생활을 바로잡도록 경고하는 신호이며 자연의 신비로운 메시지와 같은 것이다. 때늦기 전에 감사한 마음으로 자연에 순응하는 생활을 하면 질병이란 감히 범접이 안 되는 것이다.

이러한 자연건강의 원리를 널리 알리고 싶은 마음에서 그간 주위에서 만성병으로 고생하는 분을 만나면 자연식을 권하고 손쉬운 가정요법으로 네거티브요법을 가르쳐왔다. 그 결과 기적 같은 일이 많이 나타났고 이러한 간단한 방법으로 고질병에서 거뜬히 나은 사람들이 서로 권하고 전하여 그간 30여 년간에 수만 명이 나를 찾아와서 네거티브요법을 전수받아 애용하는 가족이 되었다.

그 중에는 암 말기의 중증으로 도저히 회생의 가망이 없어 보였던 사람이 기적적으로 치유된 후 네거티브요법을 널리 알리는 것이 재생에 대한 보답이라고 말하며 만나는 자리마다 자신의 체험을 간증하는 사람도 있다.

부항의 역사는 오래되었지만 내가 실용화하여 네거티브요법이라 부르며 가정요법으로 보급하기 시작한 것은 얼마 되지 않았다. 그래서 아직도 이 방법을 모르는 사람이 많고 부항이라고 하면 으레 환부 등에서 악혈이나 고름을 뽑는 따위의 재래적인 침술의 보조수단으로 여기고 있다.

반면에 내가 실용화한 네거티브요법은 피를 한 방울도 뽑지 않고 전신의 요소에 음압(陰壓) 충격을 주어 자연치유력을 부활시키는 방법이다. 여기에는 전문가가 따로 없고 누구나 손쉽게 할 수 있을 뿐만 아니라 효과가 확실하여 현대인의 만성병 치료와 예방에 가장 알맞은 건강법이라 할 수 있다.

부항의 역사

부항은 인류가 최초에 발견한 고대 의술로서 선사시대부터 지구촌 도처에서 널리 애용해 온 자연요법이다. 부항은 선사시대의 동굴벽화에도 나오고, 동양에서는 한반도가 처음 발상지로 추정되고 있다.

한방 고전 《황제내경(黃帝內經)》의 소문편(素問篇)을 보면, 삼면이 바다로 둘러싸인 동쪽 주민들은 어염(魚鹽 : 생선과 소금)을 상식하다가 피부질환이 생기면 환부를 돌촉으로 터뜨려 사기(邪氣)를 뽑아내는 부항법을 사용했으며 이것이 중원(中原)으로 전래되었다고 쓰여 있다. 이 기록은 부항의 최초 발상지가 한반도였음을 시사하고 있다.

태초에 사람들은 상처가 나면 입으로 환부를 호호 불어주고, 돌멩이를 불에 달궈 온열(溫熱)을 쬐여주기도 하고, 대나무통이나 물소뿔로 빨아내는 부항법을 발견하였다. 부항은 약초나 침, 뜸보다도 선행된 원초(原初) 의술로서 의(醫)란 글자는 바로 부항을 뜻하고 있다.

의(醫)의 옛글자는 '의(毉)' 이다. 옛날에는 무당(巫)이 의술을 주관하여 몸 안에 침입한 나쁜 기운을 화살촉(矢)이나 돌촉으로 환부를 터뜨리고(殳) 부항단지(匸)를 붙여 악혈을 뽑아 마귀를 쫓는다는 뜻이어서 의(毉)자를 썼다. 그후 무(巫)자가 유(酉)자로 바뀐 것은 알코올을 사용한 부항을 붙이게 된 의술 변천의 역사를 말해주는 것이다.

한편 서양에서는 의성 히포크라테스가 부항을 가장 애용했었다는 기록이 있고, 그리스 시대에는 부항과 메스가 의사의 심벌이었다. 또한 나폴레옹은 위통 치료에 부항을 애용하였다고 한다.

부항을 중국에서는 바훠관(拔火罐), 일본은 스이타마(吸玉), 영국 및 미국에서는 커핑글라스(Cuping-glass), 독일에서는 슈레프코프(Sohropf-Kopf), 프랑스는 방투즈(Ventouse), 러시아에서는 반키라고 부른다.

현재 중국에서는 적각의생(赤脚醫生) 즉 맨발의 의사로 불리는 의사들이 집단건강을 위하여 대대적으로 부항을 활용하고 있으며, 일본과 독일에서도 요즈음 부항을 적극 권장하는 추세이다. 한국에서는 내가 부항을 새로운 이론체계로 정립한 것이 바로 네거티브요법이다.

또한 세계 각국에서 널리 사용되는 부항 용기들이 아직도 원시성을 탈피하지 못하고 있으나, 한국에서 내가 개발한 동의부항기는 세계에서 최초로 고안한 가장 완벽한 것으로서 부항 종주국의 면모를 과시하고 있다.

서양의 부항요법

나폴레옹의 사진에 나오는 장면 중 오른손을 가슴에 대고 심각한 표정으로 멀리 응시하는 모습이 있다. 상승의 전략을 구상하는 정복자의 멋진 폼으로 보이지만, 실은 나폴레옹은 평소에 심한 위통으로 그 아픔을 참기 위해 무의식적으로 손을 항시 가슴에 올려놓고 있었다.

나폴레옹 가계에는 암환자가 많았다고 하는데 그의 마지막 사인(死因)도 위암으로 추정되고 있다. 그는 평소에 통증이 심할 때 시의(侍醫)로 하여금 국소에 커핑(부항)을 했다는 기록이 있다.

18세기 유럽에서는 커핑요법 즉, 부항요법이 건강회춘법으로 매우 성행하였고, 1880년에 프랑스가 외국에서 수입한 유리제품의 커핑글라스가 무려 4,500만 개에 이른 적도 있었다고 한다.

독일 하이델베르크 의과대학병원에서는 지금도 커핑요법을 만성병 치료에 많이 활용하고 있는데 그 1회 시술료는 약값보다도 훨씬 고가를 받는다.

커핑요법의 효과는 무엇보다도 정혈작용이 있는데 체내의 병적인 혈구 어혈(병든 피) 또는 산독화한 노폐혈액을 강력한 흡인력으로 피하에 끌어내서 분해, 청소하여 자가혈청 또는 단백체로 재생하여 정혈(淨血)하는 것이다.

노폐혈액이라도 자기 피를 한 방울도 소실하지 않고 재생하는 데 의미가 있으며, 피부 표면을 강력하게 흡압하여 막힌 각 모세혈관과 기공(氣孔)을 열어주어 체내에 정체하여 있는 유해독소를 체외로 배출시키고 체세포에는 신선한 산소로서 가스교환을 하여 전신의 혈액순환을 촉진하는 것이다. 혈액의 원활한 기능이야말로 생명활동의 기본이라고 할 수 있다.

일본의 부항요법

일본에서 80여 년 전 처음 발행된 책으로 통칭 '아카홍'으로 알려진 츠쿠다 카기치(築田多吉)의 《가정에서의 실제적 간호의 비결》은 가정요법의 성서로 알려져 있다. 더욱이 초판 이래 한 번도 광고하지 않고 무려 1,000만 부 이상의 발행기록을 낸 이색적인 장기 베스트셀러가 되고 있는 책이다.

이 책의 저자는 96세까지 장수하다가 몇 해 전에 타계한 분이지만 어린 시절에는 남달리 병약한 체질이었다고 한다. 그런데 스스로 노력하여 건강체가 된 후에 뜻을 세우고 간호병을 지원하여 수십 년에 걸쳐 수많은 병상자를 돌보면서 각종 치료법을 집대성하여 기록하였다고 한다. 오랜 경험을 통해 생명 본연의 모습을 파악한 현대의 이인(異人)이라 할 만하다.

책의 내용은 동서고금의 건강법을 비롯하여 각종 민간요법, 난치병, 불치병에 대한 희한한 비방들을 담고 있는데 그대로 실천해 보면 반드시 효과가 있고 어느 것 하나 버릴 것이 없는 값진 체험담으로서 만성병 환자에게는 복음이 될 만하다.

나도 60여 년 전에 투병생활을 하면서 이 책을 읽고 자연요법의 신비를 체험하고 부항요법을 연구하게 된 동기가 되었다. 약 만능과 병원에만 의존하는 현대인에게 권하고 싶은 책이다. 우리나라에서도 일서 취급하는 서점에서 구해볼 수 있다.

이 책에는 부항요법에 대해서 어혈흡압요법이라 하여 치료법과 효능을 상세히 설명하고 있다. 일부 내용을 간추려 소개하면 다음과 같다.

"부항요법은 어떠한 만성병에도 유효하지만 특히 뇌졸중의 반신불수, 동맥경화증, 부인병, 만성위장병, 폐결핵, 신경통, 늑막염, 맹장염, 복막염, 치질, 각기병 등에 놀랄 만한 효과가 있다. 깨끗한 피가 전신을 잘 돌고 있으면 외부에서 어떠한 병균도 침범이 안 되는 것이다."

"만성병의 주원인도 대부분이 어혈에 있기 때문에 치료의 열쇠는 무엇보다도 정혈에 있다. 부항요법은 신체 내부의 울혈을 진공력으로 흡인, 피부 표층으로 유인해서 잔재 혈관의 배설작용에 의해 어혈과 독소를 소변으로 배출시켜 혈액을 정화하기 때문에 혈액의 힘으로 모든 병을 낫게 하는 작용을 한다."

"기구만 준비하면 가정에서도 간단히 할 수 있다. 매일 1회씩 실행하면 누구나 그 효험에 깜짝 놀라게 된다. 이 방법으로 동맥경화는 2개월, 뇌졸중 후의 반신불수도 3개월이면 10 중 8, 9는 완치된다."

이 책에 소개된 후 부항요법은 일본에서 가정요법으로 폭발적 붐을 이루게 되었다.

부항의 놀라운 효과

생활습관병에는 원래 특효약이 없는 것으로 알려지고 있다. 그 이유는 현대의 생활습관병이 세균 등에 의한 감염성이 아니고 신체 내부의 기능장애나 대사장애 등 내인성(內因性) 질환이기 때문이다.

암, 동맥경화, 고혈압, 심장병, 당뇨병, 간경변, 류머티즘, 근위축증 등 난치병의 대부분이 감염성이 아니고 지금과 같은 과보호의 문명생활 자체에 그 원인이 있다 하여 문명병을 이른바 '인조병(人造病)' 이라고도 한다.

또 요즘 미국에서는 문명병의 태반이 현대인의 잘못된 식생활(육류, 유제품, 설탕, 기타 화학가공식품의 섭취 및 야채 등 섬유질의 부족과 미네랄의 결핍)에서 연유한다 하여 문명병을 '식원병(食原病)' 이라고 부르기도 한다(미국 상원 영양문제 특별위원회 보고서).

현대의학으로 잘 낫지 않는 생활습관병이 동양 고래의 자연요법으로 거뜬히 낫는 예가 많아 고대 의술이 다시 각광을 받고 있다. 부항은 인류가 최초에 발견한 동양 고래의 이학요법(理學療法)으로서 수천 년의 역사를 가지고 있다.

그런데 이 부항이 최근 중국에서는 물론이거니와 미국과 유럽지역에서도 피로회복이나 스트레스 해소, 미용건강에 좋을 뿐 아니라 정혈작용(淨血作用)에 의한 만성병 치료에 효과가 있는 것으로 밝혀져 각광을 받고 있다. 일본에서는 우리말 부항이 보편명사가 되어 일본 열도에 한류 부항의 열풍이 불고 있다.

병원에서 버림받는 말기 암을 자연요법으로 기적적으로 극복하여 완치한 사례들이 많이 있는데 그런 경우 동의부항으로 하는 네거티브요법은 놀라운 효과가 있다.

네거티브요법의 원리

부항의 원리는 매우 간단하다. 컵같이 생긴 부항단지를 이용하여 내부를 진공상태를 만들어 피부 표면에 흡착시키는 것이다. 이것은 요령만 알면 소주잔이나 베이비 푸드병 같은 것으로 간단히 할 수 있다. 컵 안에 종이나 알코올을 넣어 불을 붙여 일순간에 피부에 부착하면 그 즉시 불은 꺼지면서 용기 안은 진공이 되어 피부에 착 달라붙는다. 조금도 뜨겁거나 아프지도 않으며 여러 개를 척추에 따라 붙여 나가면 기분이 상쾌하여 잠이 소르르 오기도 한다.

종래의 부항은 침의 보조수단으로 환부에 침을 쪼아 부항을 붙여 피를 뽑는 방법인데 이를 '습항법(濕缸法)'이라 한다. 네거티브요법은 침술과는 달리 피를 한 방울도 뽑지 않고 신체의 요소요소에 음압(陰壓) 충격만을 주어 그 자극으로 체내 가스교환, 모세혈관 청소, 혈액순환, 대사촉진 등에 의하여 물리적인 정혈작용을 하는 방법인데 이 방법을 '건항법(乾缸法)'이라고 한다.

네거티브요법은 전문가가 아니라도 누구나 손쉽게 할 수 있어 요즘 가정요법으로 널리 보급되었고 외국에서 더욱 각광을 받고 있는데 일체 부작용이 없는 것이 특징이다. 이 요법에는 부항으로 마사지하는 '주항법(走缸法)'도 있는데 군살을 빼고 주름살을 없애는 효과가 있어 물리적인 미용법으로도 매우 좋다.

처음 부항을 붙인 자리에는 일시적인 색소반응(色素反應)이 나타나는데 그 반응을 보고 내부질환에 대한 진단도 한다. 건강한 사람은 색소반응이 잘 안 나타나지만 질병이 있는 환부의 표면에서는 흑자색의 짙은 반응이 나타난다.

이 요법은 혈관장애나 염증성 질환에 효과가 있지만 특히 고혈압, 부인병, 간염, 위염, 폐렴, 늑막염, 관절염, 두드러기 등에 뛰어난 효과가 있다. 간경변이나 위암 같은 경우도 환부 일대에 부항치료를 계속하면 딱딱했던 부위가 말랑말랑해질 정도로 호전되기도 한다.

병이 있는 곳에는 반드시 혈액순환이 잘 안 되고 있기 때문에 거기에 신구(新舊) 혈액을 교환하는 물리적인 작용이 계속되면 회복이 되는 것이다. 고혈압이나 간염의 경우 대개 한 달 정도에 완치되는 예가 많고 신경통이나 두드러기는 즉각적인 효과도 있다.

그 기전(機轉)을 살펴보면 현대병이란 대부분 몸의 자연성의 상실에서 비롯되는데 일상생활에서 자연식을 하면 몸의 자연성을 회복하는 것이 되어 태반의 성인병을 예방할 수 있으나 일단 병이 생겼을 때는 자연식만으로 금방 치유의 효과를 기대하기는 어렵게 된다. 그럴 때 물리적인 정혈요법으로서 부항으로 하는 네거티브요법을 자연식과 함께 병용하면 뚜렷한 효과가 나타나기 시작한다.

문명은 양(+)이고 자연은 음(–)에 해당한다. 현대인은 너무 양에 치우치는 생활을 하다 보니 즉 과식, 과로, 과보호 속에서 질병을 얻고 있다. 그런 문명병을 치료하기 위해서 또 다시 무엇을 보태는 치료법 즉 포지티브(+) 요법은 무의미하고 오히려 몸 안에서 남아돌아가기 때문에 독소가 되는 잉여영양분을 효과적으로 제거하여 전신을 보호하는 즉, 자연치유력을 북돋아주는 네거티브(–) 요법이 효과가 있는 것이다.

네거티브요법의 특징

혈액 정화

건강한 혈액은 pH가 7.3~7.4의 약알칼리성을 유지해야 하는데 네거티브요법을 계속하면 노폐혈액을 정화하고 혈중의 칼슘분을 증가시켜 혈액의 약알칼리 상태를 유지시킨다.

체세포의 활성화

정화된 신선한 혈액이 체내에 고루 순환하게 됨으로써 각 세포의 활약이 왕성해지고 영양이 세포막을 침투하기 때문에 세포는 더욱 활성화하고 신진대사가 활발해진다. 또 호르몬 분비도 왕성해져 노화 방지가 될 뿐만 아니라 모세혈관과 피부 기능을 강화시켜 육체적인 젊음을 유지할 수 있게 한다.

자연치유력의 향상

체내의 가스교환과 신구 혈액을 교체시킴으로써 자연치유력을 부활, 향상시킨다. 혈액의 기능이 저하된 상태에서는 아무리 영양식이나 녹용, 인삼 등 보약을 먹어도 도움이 되지 않고 도리어 부담이 될 뿐이다. 부항은 생명에 내재한 자연치유력을 가장 효과적으로 자극하는 손쉬운 물리요법인 것이다.

쾌식(快食) · 쾌변(快便) · 쾌면(快眠)

복부와 척추에 대한 물리적인 흡압 충격은 소화기능을 촉진하고 배변을 잘 되게 하며 신경을 안정시키는 작용을 하여 쾌식, 쾌변, 쾌면의 건강의 3대 조건을 충족시킨다. 피로회복, 스트레스 해소에도 즉각적인 효과가 있다.

통증 제거

치통, 신경통, 근육통 등의 동통 해소가 즉각적으로 되고 진해, 제담, 해열, 소염 효과도 있어 응급 시에 가장 부작용 없는 무약 대증요법이라고 할 수 있다.

해독 기능

피부 표면을 통한 흡압 충격은 체내 독소를 체외로 배설시킬 뿐만 아니라 체내에서의 해독, 여과, 중화 기능을 강화시켜 특히 간장질환과 신장질환에 특효가 있다. 각종 중독(알코올, 약물, 연탄가스 등) 증상에 매우 효과가 있다.

체질 개선

네거티브요법의 종합적인 작용은 병적 체질을 근본적으로 개선하여 질병을 자연 소멸시키고 허약체질을 저항력이 있는 건강체질로 만들며, 건강체질에게는 모든 질병에 대한 예방과 양생이 되게 한다. 천식, 두드러기를 유발하는 알레르기체질도 3개월이면 개선된다.

효과가 확실하고 방법이 간단

네거티브요법은 침, 뜸, 지압처럼 전문적인 기술이 필요 없고 부작용이나 금기 장소가 따로 없기 때문에 누구나 안심하고 할 수 있고 효과가 확실하다. 가장 효과가 빠르고 확실한 것은 신경통, 요통, 견비통, 고혈압, 동맥경화, 간염, 신염, 피부병, 산후통 등인데 대개 1개월이면 완치가 가능하다.

치료 즉 진단

부항으로 흡압한 자리에 색소반응(어혈반점)이 나타나게 되는데 건강한 사람은 잘 안 나타나고 질병이 있을 때 많이 나타난다. 색소반응의 부위와 나타나는 농도에 따라 병소부를 판단할 수 있다. 특히 등쪽의 방광경에 나타나는 색소반응에 의해 오장육부의 어느 곳에 이상이 있는가를 여실히 알 수 있게 된다.

색소반응의 색깔은 담홍색부터 자색, 흑자색까지 혈액의 오염도나 병의 상태에 따라 짙게 나오게 마련인데 수일 내에 반드시 소멸된다. 건강한 사람일수록 안 나오거나 옅게 나오고 병이 심할수록 짙게 나오고 오래 남아 있으나 1주일 전후해서 완전 소멸한다.

동일한 장소에 계속 흡압하면 대개 1개월 전후해서 색소반응이 전혀 안 나오게 되는데 전신에서 반응이 안 나올 때는 몸이 깨끗이 보링되어 일단 치료효과가 달성된 것이다.

처음 치료하는 사람은 심한 색소반응에 놀라 꺼리는 경향도 있지만 실은 그러한 색소반응은 자신의 체내에 있는 독소를 그만큼 제거시키는 것이기 때문에 환영해야 할 일이며 그 즉시 자신의 상쾌감을 체험할 수 있다. 색소반응이 많이 나올 때는 소변색도 탁하고 심한 냄새가 나는 경우도 있는데 그만큼 체내 독소가 오줌으로 배설된 증거이며 건강이 호전됨에 따라 색깔도 맑아지게 된다.

고질병이나 중환자의 경우에는 병소부에 연관된 피부 표면에서 색소반응 외에 수포(물집)반응이 나오는 일도 있는데 수포는 아무 데서나 나오지 않고, 반드시 체내에 어혈이 많고 심한 이상이 있을 때만 나오게 된다. 수포반응이 한 번 있은 후부터 병세가 호전되는 예가 많은데 내 경험으로는 중풍, 폐결핵, 기관지천식 환자에게서 그런 예가 종종 있었다. 이를 '어혈 발포(發疱)요법' 이라고도 한다.

네거티브요법의 진단법

앞에서도 언급했듯이 등에 나타난 색소반응에 의해 오장육부의 어느 곳에 이상이 있는지 알 수 있는 것이 네거티브요법의 진단법이다. 부항을 붙인 피부 표면에 나타나는 색소반응은 병의 진단과 치료에 매우 밀접한 관계가 있다.

색소반응에 따른 진단법

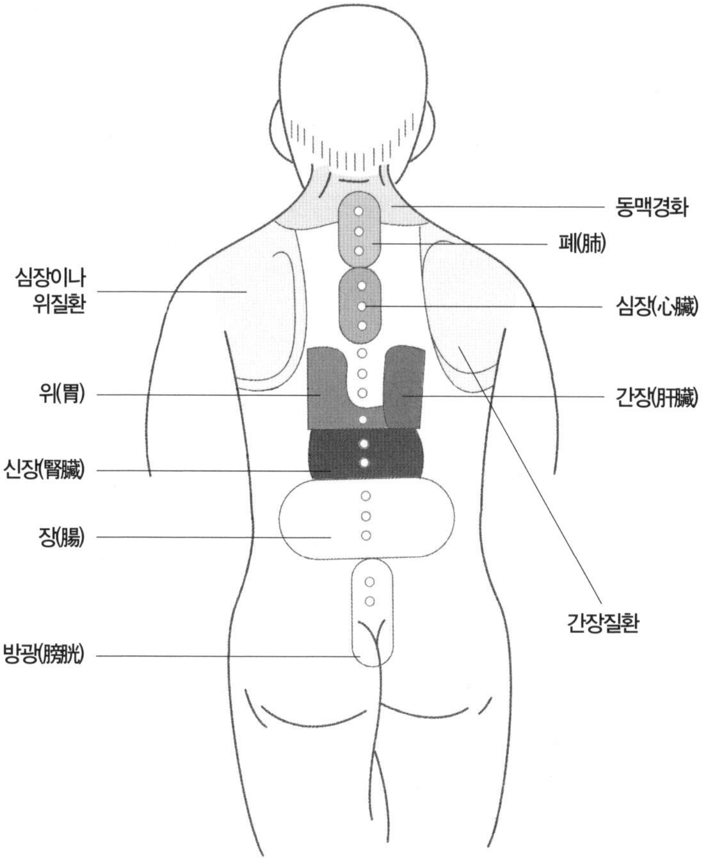

부항법의 종류

습항법(濕缸法)

침술의 보조수단으로 환부를 침으로 쪼아 그 위에 부항을 붙여 피를 뽑아내는 요법이다. 습관법(濕罐法) 또는 사혈요법(瀉血療法)이라고도 하는데 재래식 부항요법은 대부분 이 방법을 사용한다.

습항법은 타박상이나 뇌졸중 같은 급성질환에 응급적인 치료법으로 속효를 볼 수도 있으나, 경락의 이치에 통달한 전문가라면 몰라도 일반인에게는 권할 만한 방법이 아니다. 한증막에서 부인들이 피를 뽑는 부항요법을 하는 경우가 많은데 위험한 일이다.

요즘 습항법인 사혈요법을 만병통치나 다름없이 주장하고 선전하는 사람도 있는데 이는 매우 위험하고 무책임한 상업주의에 불과하다. 한의사나 침구사 아닌 사람이 할 때는 의료법 위반이 된다.

습항법의 기구로는 펌프식으로 된 흡각기(吸角器 : 공기를 빼내게 된 흡인기)를 사용하는데 환부에 한두 개 붙인다. 지금 시중에 나돌고 있는 펌프식 부항은 모두 플라스틱 화학수지로 만든 것으로 다이옥신 같은 환경호르몬이 검출되어 선진국에서는 사용이 규제되고 있다. 더구나 소독한다고 더운 물에 팔팔 끓이는 것은 매우 위험하다.

건항법(乾缸法)

이 책에서 권장하는 동의부항기로 하는 네거티브요법은 바로 이 건항법을 말한다. 건관법(乾罐法)이라고도 하는데, 피를 한 방울도 뽑지 않고 몸의 급소자리에 네거티브 충격만을 주는 요법으로 전문가가 아니라도 누구나 안심하고 할 수 있다.

질병별 국소요법보다는 체질 개선을 위한 전체요법을 중요시하며 동시에 20~30개의 부항기를 전신에 붙여 나간다. 시술 시에는 동의부항기를 사용하는 것이 좋으나, 이 부항기가 없을 때는 유리 술잔으로 대용할 수도 있다. 펌프식 흡각기로는 압력이 약하고 고르지 못하여 한 군데서 피를 뽑는 습항법으로는 쓸 수 있지만 동시에 수십 군데에 붙이는 네거티브요법은 되지 않는다.

주항법(走缸法)

건항법의 한 방법으로서 부항 마사지법이라고도 한다. 중국에서는 주관법이라 하여 마비, 근육 위축, 근육 통증, 불면증, 소화불량 등에 많이 쓰인다.

몸에 털이 많은 곳에는 로션을 충분히 바르고 하면 피부가 튼튼해지고 군살이 빠지며 얼굴에다 매일 바르면 주름살도 펴진다. 이 마사지법은 어디가 아플 때만이 아니라 보건이나 미용에 효과가 크므로 운동선수나 여성들이 사용할 만한 방법이다.

다만 한 가지 주의할 점은 시술부위나 온몸에 로션을 바르다 보면 침대나 이부자리가 더럽혀지므로 목욕용 타월을 두 장 준비하여 한 장은 깔고, 다른 한 장은 시술부위 외에 덮는다. 시술 후에 로션을 닦아내야 하는데 목욕탕에 가서 비누로 깨끗이 씻고 싶은 사람은 미리 목욕 준비를 해두도록 한다.

시술하는 사람은 손가락을 깨끗이 씻고 손톱을 짧게 깎아두어야 한다. 실내 온도는 20℃, 습도는 약 50% 정도가 적당하다.

수포요법(水疱療法)

환부 또는 환부와 관계되는 경혈점에 부항기를 흡착하여 30~40분 이상 강자극으로 붙여두면 어혈이 있는 곳에서는 반드시 물집반응이 생기기 때문에 어혈 발포요법이라고도 한다.

어혈이란 묵은 피, 더러워진 피, 병든 피로서 한의학에서는 만병의 원인이라고 한다. 따라서 정혈(淨血)이 되면 모든 병이 일단 좋아지는 계기가 된다.

수포현상은 화상 입은 것처럼 피부 표면이 부풀어오른 물집을 말하며, 이 물집을 이쑤시개로 살짝 찔러 수포액을 뽑아낸다. 그 내용물은 불그스름한 액체형, 거품형, 끈적끈적한 젤리형, 하얀 비지형, 피고름형, 거머리 같은 혈병(血餠)형 등 다양하며 사람마다 이렇게 여러 형태로 체내 불순물이 빠져 나온다. 그때 고약한 냄새가 나기도 하고 소변색이 탁하기도 하지만 체내 독소가 빠져 나가는 일시적인 현상이기 때문에 걱정하지 않아도 된다.

그렇게 매일 또는 2~3일 간격으로 계속 수포를 뽑아내면 중증의 질환도 한결 호전된다. 수포액은 강알칼리성의 체내 독수(毒水)로서 한 달 정도에 걸쳐 수포가 안 나올 때까지 계속하면 중증의 만성질환이나 난치병도 효과가 있다. 그런 것이 배출되고 나면 때로는 고질적인 피고름 같은 암종양 덩어리가 빠져 나오기도 하고 몸이 개운해지면서 신기할 정도로 자연치유가 되는 것이다.

다만 중증환자라도 항암제, 방사선 치료를 받았거나 또는 극도의 빈혈

수포요법을 할 수 있는 주요 장기부위

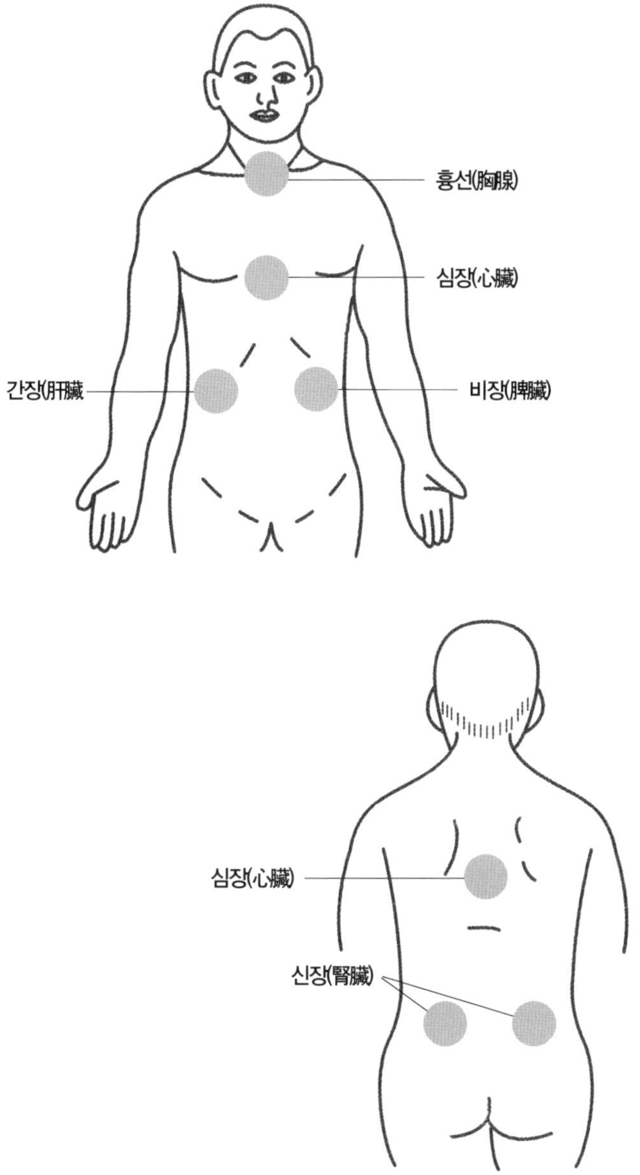

수포요법을 할 수 있는 주요 경혈점

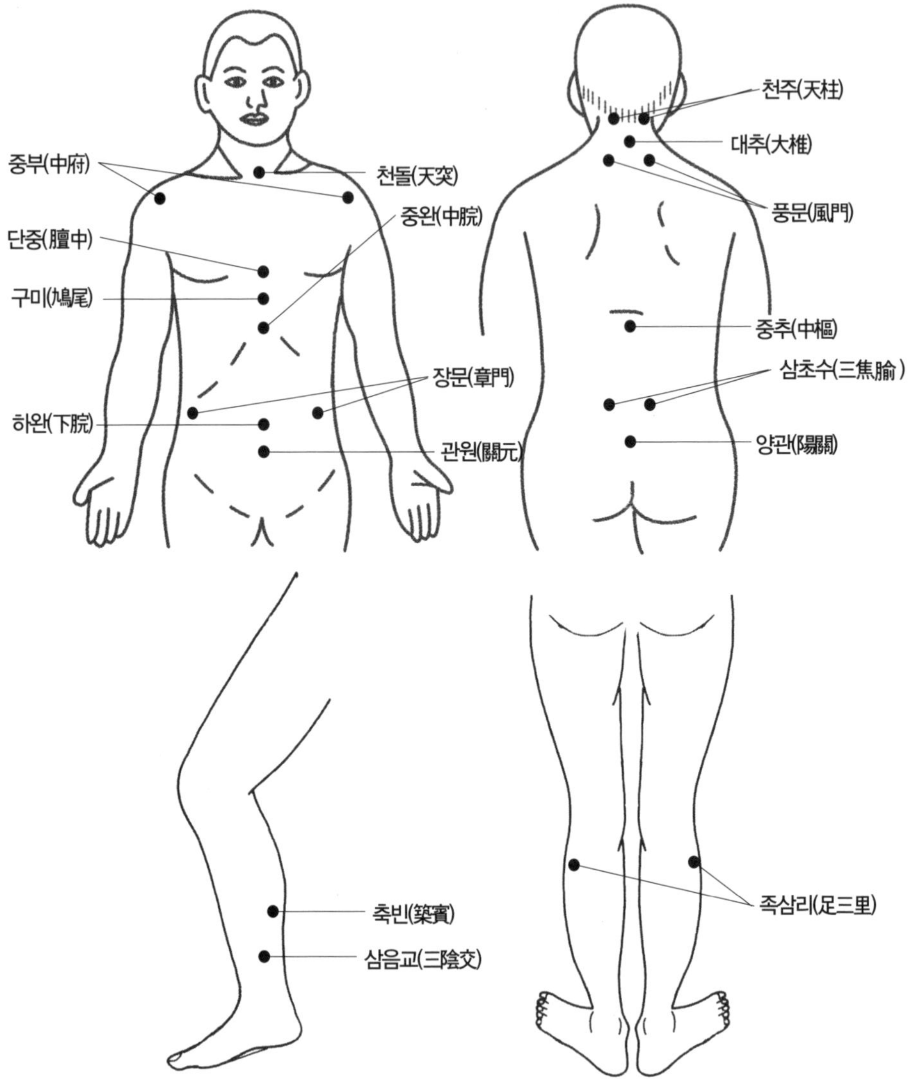

상태에서는 말초혈액공간이 막혀 있으면 처음에는 반응이 안 나타날 수 있다. 그러나 꾸준히 계속하면 말초혈액공간이 열리면서 차차 수포반응이 나타나게 된다.

수포반응이 있는 환부에는 일체 소독할 필요가 없다. 수포가 난 자국은 따고 나면 처음에는 까만 딱지가 생겨 흉터처럼 남으나 시간이 경과하면 딱지가 떨어지고 차츰 정상피부처럼 회복된다.

수포현상을 모르면 화상 입은 것으로 오인하는 경우도 있는데 부항을 붙인 자리의 수포현상은 화상 자리와는 전혀 다른 호전반응으로 걱정하지 않아도 된다.

부항 시술방법

시술방법

① 분무기에 알코올(95% 이상 순도)을 넣은 다음 부항컵 내부에 분무기를 이용해서 2~3번 정도 뿌려준다.

② 알코올을 적신 부항컵은 입구가 바닥으로 향하게 놓고 1분 정도 놔둔 다음 부항컵 입구부분(투명한 안쪽)을 수건으로 닦아준다.

③ 붙이고자 하는 피부면에 로션을 발라준다.

④ 알코올램프에 불을 붙여 옮겨 붙인다.

⑤ 피부에 붙인 부항컵은 1~3분 정도 붙여 놔둔다.

※ 사용이 끝난 부항컵은 입구만 닦아서 입구가 위로 향하게 하여 보

관한다. 몸에서 나온 노폐물과 알코올이 부항컵 안에 남아있으면 그 다음날 사용할 때 알코올을 흡수하지 못해서 화상의 원인이 되므로 반드시 부항컵 입구가 하늘을 향하게 보관해야 한다.

부항 시술방법

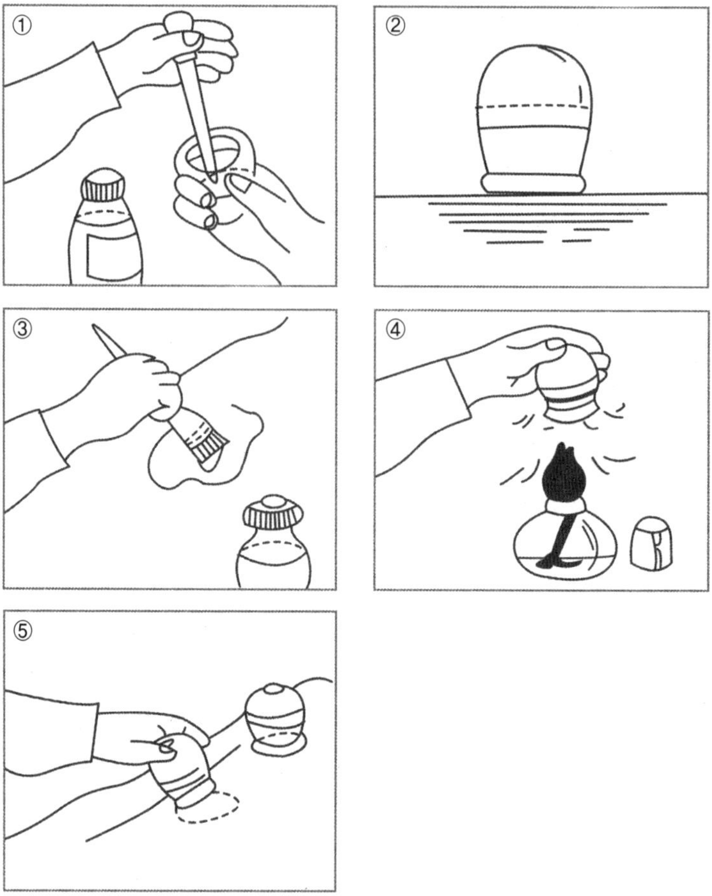

사용 시 주의사항

① 부항컵 내부에 알코올을 뿌려주고 입구는 꼭 확인해서 닦아준다.

② 부항컵을 붙일 때는 수평으로 가서 붙여준다. 옆이나 위로 붙이면 뜨거울 수가 있다.

③ 인화물질인 알코올을 사용하기 때문에 어린이가 있는 곳에서는 각별히 주의해야 한다.

④ 알코올램프가 불이 붙은 상태로 쓰러지면 위험하므로 부항을 사용할 때는 꼭 쟁반에 놓고 사용하여야 한다.

⑤ 부항컵 내부는 알코올을 흡수할 수 있게 원적외선 다공질물질을 분말 처리를 해서 내벽에 부착하여 처음에는 일시적으로 떨어질 수 있으나 불량은 아니다.

⑥ 알코올과 불을 이용하기 때문에 별도의 소독은 필요 없고 입구만 닦아서 보관하면 된다.

⑦ 너무 장시간 피부에 붙여두면 피곤할 수 있기 때문에 최고 10분은 넘기지 않도록 주의한다. 특히 노약자나 어린이는 가볍게 해줘야 한다.

이상과 같은 요령으로 요소마다 흡착하는데 치료법으로는 전체요법과 국소요법이 있다.

전체요법과 국소요법

전체요법

전체요법은 등과 배에 시술한다. 등에는 등뼈를 흐르고 있는 중추신경을 따라 목뼈부터 허리뼈에 이르기까지 10개의 부항을 붙이고 난 다음에 다시 등뼈에서 한 치 양옆 방광경(자율신경계통)에 따라 위에서 밑으로 3번 나누어 붙인다.

등 치료가 끝난 다음에 배 치료를 한다. 처음에는 배꼽을 중심으로 상하좌우로 5개를 붙이고 난 다음에 다시 복부 양옆으로 밑에서 위로 8~9개를 붙인다. 가슴 위에도 5개를 붙인다.

붙이는 시간은 1분을 표준으로 하여 비만체나 고혈압 체질은 2~3분, 중환자나 어린이에게는 20~30초씩 붙이고 특별히 색소반응이 많이 나온 부위나 환부에는 반복 시술을 한다.

국소요법

국소요법은 환부를 중심으로 5~6개의 부항을 4~5분씩 강한 자극으로 반복 시술한다. 동맥경화에는 배꼽 좌측에 흐르고 있는 대동맥부위와 목뒤, 가슴, 손바닥, 발바닥 등에 강한 자극을 주는 국소요법을 전체요법과 함께 한다. 그리고 반신불수일 때는 못 쓰는 쪽에 집중적으로 반복 시술한다.

전체요법 시술도

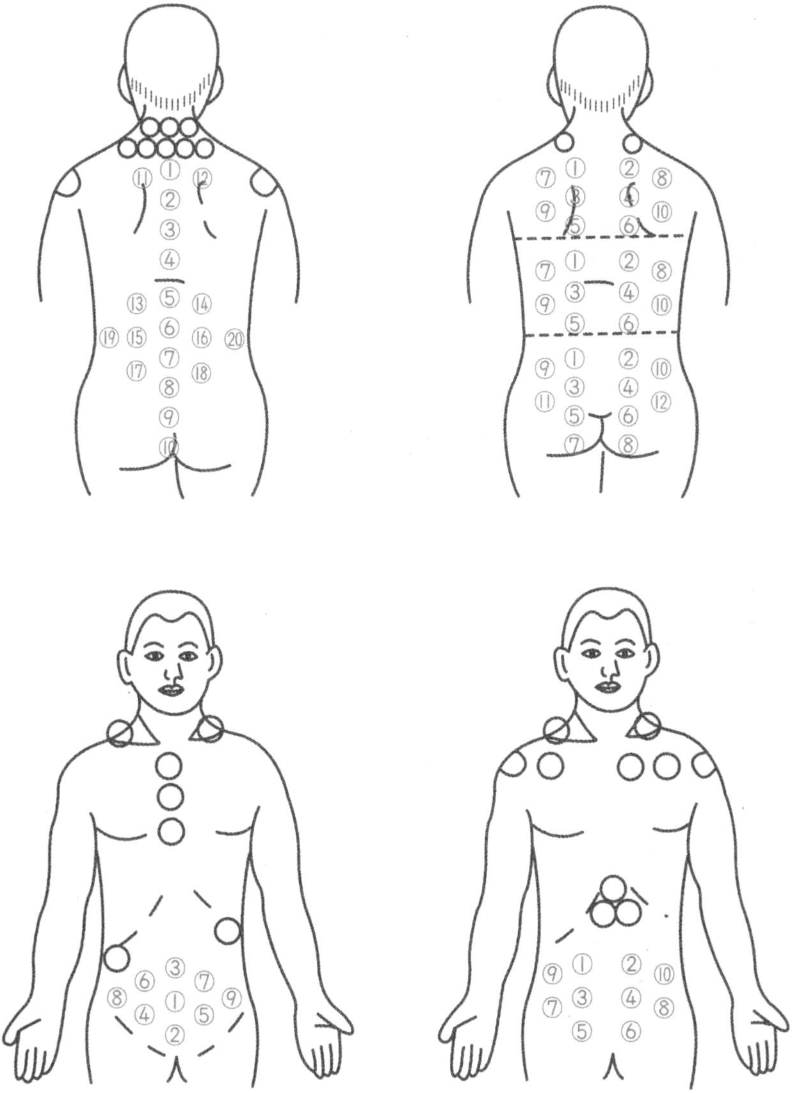

동의부항기의 특징

동의(東醫)라는 개념은 민족의학이란 뜻에서 중국의 중의, 일본의 한의와도 구별되는 독자성을 가지고 있으며, 부항(附缸)이란 말은 상고 때부터 우리 겨레가 사용해온 고유 언어로서 중국의 바훠관(拔火罐)이나 일본의 흡각자(吸角子)보다 역사가 오래 되었다.

17세기에 발간된 허준의 《동의보감(東醫寶鑑)》에서 동의란 개념은 당시 서의를 의식하기 전에 벌써 중국의 동방이란 뜻에서 신토불이(身土不二)에 입각한 민족적 긍지와 독자적인 이상이 표명되어 있는 것이다.

동의부항기는 바로 이러한 선인의 정신을 계승하는 의미에서 옛것을 현대 속에 재현한, 외국에 없는 한국의 독자적인 민족적인 작품임을 자부할 수 있다.

동의부항기의 특징을 열거해 보면 다음과 같다.

① 용기 내벽을 원적외선 방사 다공물질로 화학 처리하여 점화용 액체 알코올을 기화시켜 순간의 폭발력을 이용하므로 흡인력이 매우 강하다(평균 내압 진공도 240mmHg≒1/3기압).

② 부항기의 내벽에는 원적외선 방사물질과 음이온 방사물질이 부착되어 원적외선 방사효과가 있어 발명특허를 취득하고 있다.

③ 알코올을 한 번 점적하여 엎어 놓아두면 10여 회를 계속 점화 사용할 수 있고 수 시간 후에도 그대로 사용할 수 있다.

④ 일본의 스이타마(吸玉), 중국의 바훠관(拔火罐), 영국이나 미국의 커핑글라스(Cupping-glass)보다 사용이 간편하고 전동 진공펌프에서 얻을 수 없는 온열자극 효과를 아울러 갖는다.

⑤ 제품이 아름답고 견고한 투명유리이기 때문에 시술 중에 색소반응을 수시로 검사할 수 있다.

⑥ 체격이 큰 외국인용으로 나온 도자기로 된 동의부항기는 매우 우아하고 한국적인 멋을 살려 외국에서 호평을 받고 있다.

고래로부터 전승되어 온 동의부항의 원류는 화착식의 원적외선이 방사되는 불부항으로서 압력이 비교적 강하면서도 아프지 않고 온열자극 효과도 있어 매우 쾌적한 감촉을 준다. 요즘에는 시중에 화착식이 아닌 값싼 수동 펌프식의 플라스틱 제품이 나돌고 있는데 다이옥신 같은 환경호르몬이 녹아나오는 화학재질로서 선진국에서는 의료용구나 생활용구의 소재로서 사용이 규제, 금지되고 있다.

동의부항기는 외국소비자의 엄격한 요구의 사양주문에 입각하여 환경친화적인 무독성 소재를 엄선하여 음이온 방사와 원적외선이 조사가 되는 제품으로 출시하여 일본, 미주 등지에서 호평을 받고 있다. 외국에서도 'Puhang' 으로 표기되어 우리말 동의부항의 고유명사가 보편명사가 되고 있다.

동의부항기를 일본 열도에 상륙시켜 가정마다 보급하고 나아가 2015년까지는 세계에 널리 알리겠다는 뜻을 세우고 있는 일본 유통회사

DEPOL 모치스키(望月) 사장은 동의부항기를 단순한 가정의료용이 아닌 시민 건강자위를 위한 체내 자연치유력을 점화, 활성화하여 민중해방의학의 이념과 사상을 널리 보급하겠다는 취지로 철저한 사상교육을 통한 이념운동으로 전개하고 있어 대단한 호평을 받고 있다.

또한 최근에는 국내 한방병원 등의 주문에 의하여 펌프식 일회용 부항용기를 개발하여 대호평을 받고 있다.

각종 병을 다스리는 자연요법

잘못된 식생활과 환경오염이 정상세포를 죽인다

암환자가 격증하고 있다. 현대인은 누구나 자신도 언젠가 암에 걸리지 않을까 하는 공포심으로 전전긍긍하며 살고 있다. 만약 당신이 암이라고 선고를 받았다 해도 하루 한 공기의 밥을 먹을 수 있고 2km 이상의 거리를 혼자 걸을 수 있으면 아직도 때는 늦지 않다. 내가 소개하는 자연요법을 실천하면 회생할 수 있는 희망과 가능성은 언제나 있다. 낙담하지 않아도 된다.

병원에서 버림받은 말기암 환자가 자연요법을 실천하여 기적적으로 완치된 예는 많이 있다. 나의 지도를 받고 암을 완치한 사람들의 얘기가 건강잡지에 취재, 보도되어 그간 애독자로부터 문의가 쇄도하였기에 가정에서 할 수 있는 암에 대한 자연요법을 자세히 소개하고자 한다.

멀쩡했던 사람이 차츰 기운을 잃고 식욕이 떨어지면서 체중이 줄고 피부가 거칠어지고 원인불명으로 시름시름 앓게 되어 종합병원에서 정밀검사를 했더니 위암 또는 간암 등 뜻밖의 선고를 받는 경우가 있다.

암으로 일단 판명되면 그날부터 중환자로 취급되어 주위에서는 쉬쉬하면서 가족들은 절망과 비통에 빠지고 환자 자신에게는 병명을 사실대로 말해주지 않는 것이 하나의 불문율처럼 되고 있다.

병원에서 암환자를 치료해서 5년 생존하면 성공했다고 보지만, 암은 결코 수술이나 항암제, 방사선 치료 등으로 완치되는 병이 아니다. 그 실체를 알면 조금도 두려워하지 않아도 되고 불치병은 더더욱 아니다.

암세포가 발생하는 배경에는 반드시 피가 극도로 오염되고 있다는 것을 전제로 하기 때문에 암은 어떤 경우나 국소병이기 이전에 전신적인 혈액질환임을 우선 명심해야 한다.

잘못된 식생활과 환경오염 등 왜곡된 문명생활로 인해 혈액이 탁하게 되어 어느 한계에 이르면 혈액이 본래의 기능을 상실하여 세포가 부분적으로 죽게 된다. 이때 생체의 위급상태로부터 스스로 모면하려는 자위수단으로 비상돌파구로 선택된 곳이 바로 암 종양 등의 발생부위가 되는 것이다.

암이야말로 위험에 처한 내 생명을 연장시켜주는 정화조나 구명대 역할을 해주는 지극히 고마운 필요악과 같은 것이다.

암 발생의 원인과 배경을 도외시하고 그저 국소에 자리 잡은 종양만을 불구대천의 원수 대하듯 재빨리 도려내고 박멸하면 된다는 현대의학의 기계론적 방법론으로는 결코 완치를 기할 수 없다.

자연식이나 단식상태에서는 암세포의 증식이 억제된다

암으로 판명되었다 하더라도 당황하지 말고 차분한 심정으로 이제까지 잘못된 생활의 하나하나를 개선하는 노력을 하면 의외로 전화위복의 기적을 만들 수 있다.

암은 함부로 건드리지 않으면 금방 악화되는 것이 아니고 비교적 오래 견디는 만성염증성 질환인데 흔히 서둘러서 악화시키는 일이 많다. 유명인사나 돈 많은 사람이 암에 걸렸을 때 빨리 손쓴다는 것이 도리어 조기발견에 조기치료하여 조기사망을 재촉하는 경우도 왕왕 있는 것이다.

암은 한번 잘못 건드리면 걷잡을 수 없이 흉포해지기도 하지만 자기를 진실로 알고 순리로 다스리는 사람에게는 다시 없이 온순해지는 면이 있다. 그 특성은 육식 과다나 고단백 영양식을 하면 빨리빨리 자라는 반면, 자연식이나 단식상태에서는 정상세포보다 암세포의 생명이 약화되어 즉시 억제된다. 그래서 영양공급을 차단하는 기아요법 같은 방법이 암 치료에 효과적인 것이다.

자연요법이란 몸의 자연성을 회복하기 위한 가장 자연스런 방법으로서 일체 부작용이 없는 것들이어야 한다. 그리고 다음의 3가지 원칙을 필수적으로 실행하는 것이 필요하다.

마음가짐

암의 발병에는 심리적인 요인이 큰 비중을 차지한다. 심한 충격을 받았거나 마음의 불안, 갈등, 절망, 좌절, 증오감 속에 과로가 겹치면 혈액성상이 언밸런스를 초래하여 암 발생의 소지를 만든다.

암환자의 성격은 대체적으로 공통점이 있는데 너무 외골수적인 성격, 아집과 자만심이 강하고 감정 처리가 미숙한 사람, 책임감은 남달리 강하면서도 병적일 만큼 결벽성이 있거나 내성적이고 폐쇄적인 성향으로서 혈액형은 A형이나 AB형에게 많은 편이다.

암을 유발시키는 자신의 잘못된 생활과 습관을 우선 반성, 지양하고 평온한 심정에서 매사에 감사하고 대자연에 순응하는 자세를 가져야 한다. 긍정적이고 적극적인 생각으로 기쁘고 충족된 감정으로 마음을 항시 열고 남을 도와주는 자세를 갖는 것이 암 극복의 첫 번째 열쇠이다. 병을 치료하기에 앞서 인생을 바꾸는 노력을 하는 것이다.

바른 먹거리

현대병은 잘못된 식생활이 그 원인이라 하여 '식원병(食原病)' 이라고도 하지만 바른 식생활을 실천하면 암에 대한 예방과 치료도 가능하다. 먹는 것이 피가 되고, 피가 살이 되기 때문에 우리가 평소에 먹는 먹거리는 체질을 바꾸고 성격과 운명까지도 좌우하는 것이 된다.

암환자는 대부분 편식이 심하고 설탕, 백미, 육류, 가공식품, 술, 담배, 약물을 상용하는 경우가 많다. 철저한 현미 · 채식을 하되 일정기간 단식 같은 기아요법을 하면 암세포는 정상세포보다 빨리 붕괴된다.

주식으로는 현미 7 : 율무 2 : 검정콩과 팥 1의 비율로 밥이나 미음을 만들어 먹되, 한 숟가락의 밥을 100번 이상 씹어 먹는 것이 비결이다. 타액은 암세포도 분해하기 때문에 오래 씹어 먹음으로써 타액의 분비가 많도록 촉진하는 것이다.

부식으로는 미역, 김, 다시마, 버섯, 당근, 우엉, 연근, 된장, 생무즙, 양파, 마늘, 양배추, 죽염으로 만든 검정 깨소금을 이용한다. 그러나 어떤 음식도 과식은 금물이며 항시 일정한 공복감을 유지하도록 노력하면 암세포는 결코 자라지 않는다. 기도드리는 마음으로 식사를 해야 한다.

네거티브요법

동의부항으로 하는 네거티브요법은 정혈작용에 의해 매우 위력적인 효과가 있다. 위암, 간암, 유방암 등으로 환부가 딱딱해졌을 때에 그 부위에 동의부항으로 반복해서 시술하면 딱딱한 자리가 신기할 정도로 말랑말랑 해지기도 한다.

강력한 진공압력으로 체내에 가스교환을 하여 환부 일대에 산소를 공급해주고 혈액순환을 촉진하기 때문이다. 부항을 붙인 자리에는 흑자색의 어혈반점이나 수포반응이 나타나기도 하지만 이것은 체내의 노폐물과 유해독소를 분해, 배출하기 때문이다.

네거티브요법에서는 종래의 부항법과는 달리 피는 한 방울도 뽑지 않고 전신에 음압충격만 주며, 부작용이 전혀 없다. 1~3개월간 매일 계속하면 반드시 효과를 보게 된다.

암은 강압적인 방법으로는 완치할 수 없어도 이상과 같은 자연요법으로 체질을 개선하여 완치된 예는 수없이 많다.

마음을 다스리면 암이 낫는다

병원에서 정밀검사 결과 위암으로 판명이 난 50대 초반의 부인이 나에게 상담을 요청해 왔다. 이 환자는 담당의사가 즉시 수술을 하면 희망이 있다고 했다는데 몸에 칼을 대는 것이 두렵기도 하지만 절제수술로 완치가 꼭 보장되는 것도 아니어서 망설이던 중에 우연히 내가 쓴 《암 두렵지 않다》를 읽고 감명을 받고 지도를 받고자 찾아왔다는 것이다.

자연요법이란 몸의 자연성을 회복하는 방법으로서 내가 개발한 자연식과 동의부항으로 하는 네거티브요법으로 오직 환자 자신이 자기의 잘못된 생활습관을 바꾸는 노력에서 출발하지 않으면 안 된다.

암에 걸리게 되는 원인은 어디까지나 그 사람의 잘못된 생활습관(먹거리, 습관, 성격 등)에 있기 때문에 그 원인을 정확히 파악하여 그 매듭을 스스로 풀면 자연치유의 기적도 있는 것이지 환부만 깨끗이 도려낸다고 원인이 제거되는 것은 아니다.

원인 제공을 자신이 했기 때문에 암이 발생하기까지의 오랜 기간 누적된 잘못된 생활습관을 반성하고 자기 인생을 바꾸는 일대 결단이 있어야 하는 것이다.

현대인의 식생활은 자신도 모르는 가운데 화학물질이 첨가된 가공식품, 농약 잔류 물질, 동물성 식품의 과다 섭취, 약물 상용 등으로 몸 안에 이물질이 축적되면 생리작용이 흐트러지고 이변을 일으키는 것이 암 종양 등으로 나타나는 것이다.

현미 · 채식의 자연식을 하면 피가 맑아지고 체세포가 튼튼해져서 체질이 개선된다. 거기에 동의부항요법을 곁들이면 딱딱한 환부가 신기할 정도로 말랑말랑해진다. 이것을 매일 계속하면 대개 한 달이면 현저히 호전되고 3개월에서 6개월에 완치되는 예가 많다. 동의부항은 부작용이 없고 특별한 기술을 요하지 않기 때문에 가정요법으로 누구나 쉽게 할 수 있는 것이다.

이러한 방법들을 그 환자에게 상세히 가르쳐 주고 경과를 수시로 연락하도록 일렀다. 그렇게 한 달이 지났는데 그 환자는 나의 책 《마크로비오틱 건강법》을 교과서로 삼고 자연식을 철저히 실천하면서 동의부항요법을 매일 하고 있는데도 별다른 차도가 없다는 것이다. 그렇다면 그 환자의 내면에 무엇인가 말 못할 갈등요인이 자리 잡고 있을 것 같아서 환자의 집을 방문해 보았다.

비교적 부유한 환경의 아파트에는 환자와 신혼의 아들 내외가 살고 있었다. 환자는 거실에 불단을 모셔놓고 조석으로 염불하는 독실한 불교신자였다. 일찍이 남편과 사별하고 슬하에 남매를 키우면서 살았는데 딸은 이미 출가를 했고, 며느리도 스스로 선택하여 짝 지운 지 1년 남짓 되었다고 한다. 아들 내외는 보기 드문 효성으로 정성껏 환자를 간호하는 것이 갸륵해 보였다. 그리고 며느리가 시집온 지 6개월 뒤부터 환자가 병이 발생했다고 한다.

그 환자는 스스로 간택한 며느리가 하나도 나무랄 데 없이 얌전한데 오직 자녀만을 위해 열심히 살아오다가 이제는 할 일을 잃고 며느리에게 가장 소중한 것을 빼앗겼다는 상실감에서 발병이 되었던 것이다.

그래서 나는 환자에게 다음과 같은 처방을 일러주었다.

"나는 관상도 좀 볼 줄 아는데 댁의 며느리는 정말 착하고 복이 많습니다. 앞으로 이 집안을 크게 일으킬 수 있는 소중한 사람이니 마음의 문을 활짝 열고 며느리를 고맙게 그저 곱게만 생각하세요. 부처님으로 섬기면 병도 낫고 큰 복이 있을 것입니다. 그렇지 못하면 자연요법을 아무리 해도 효과를 얻지 못합니다."

환자는 크게 깨닫고 그 뒤부터 며느리를 딸처럼 대하게 되면서 차츰 병세가 호전되어 6개월 만에 완치가 되었다.

암 필승 100일 작전

한국인의 간암 사망률과 40대 사망률이 세계에서 가장 높은 것으로 나타나고 있는데 이를 증명이라도 하듯 요즘 사회적인 지도급 인사 중에서 이제 한창 일할 나이에 '숙환 별세'라는 부고가 신문지상에 종종 나는 것을 보게 된다.

그렇게 쓰러진 사람 중에는 빨리 성공한 사람도 있고 자기가 맡은 분야에서 뛰어난 능력을 인정받고 두각을 나타낸 사람도 많은데, 그런 사람이 자기 건강을 지키는 데는 어쩌면 그리도 허망하였는가 싶어 사회적인 인재의 손실이란 점에서 아쉬움이 크다.

현대 산업사회는 모든 분야가 전문화되고 분업화되다 보니 각기의 능력이란 맡은 일에서만 유능하고 전문지식이 필요한 것으로 여기는 것과 마찬가지로 질병 치료는 으레 전문의의 소관이란 고정관념하에 병은 병원에 가야 치료될 것으로 기대하지만 질병에는 성역이 없고 건강의 전문가란 없는 법이다.

내 건강은 스스로 책임지지 않으면 아무도 대신해 줄 수 없다. 경험 있는 전문가는 그저 조언자에 불과할 뿐이다.

현대의학의 암학설은 아직도 원인을 모르고 있어 조기발견하여 조기수술하면 국소적으로 치료되는 것으로 보지만, 암은 어떤 경우이건 국소병이 아닌 전신병이고 그 사람의 인생 전반에 잘못이 있었음을 증명하는 적응반응이다.

암이 내 몸 안에 종양으로 나타나기까지에는 적어도 5년 이상 또는 10년도 넘게 장기간에 걸친 잘못된 식습관, 이지러진 마음가짐 등이 작용하여 혈액의 질이 극도로 나빠지고 면역체계가 약화된 배경에서 큰 좌절감이나 감정의 균열이 있을 때 발병이 되는 것이다.

따라서 암은 이제까지의 빗나간 내 삶의 방식을 개선하라는 신호이고 자연이 나에게 마지막 베푸는 은총이다. 때 늦기 전에 자연의 순리에 따라 행동하고 내 몸의 자연성을 되찾게만 되면 상당한 중증의 경우라 해도 기적적인 자연치유의 가능성은 있는 법이다.

자연요법은 스스로 그 매듭을 찾아 푸는 방법들로서 생활개선을 위한 본인의 꾸준한 실천의지가 무엇보다도 중요하다. 암은 한번 잘못 건드리면 걷잡을 수 없이 흉포해지기도 하지만 그 특성을 잘 알고 순리로 다스리면 다시 없이 온순하게 주인의 뜻에 따라주기도 한다.

내 몸 안에 탄생한 신생물인 암을 마치 아기를 분만한 산모가 온갖 정성으로 그 아기를 보살피듯 다음과 같이 100일간을 실천하면 반드시 좋은 결과를 기대할 수가 있다.

마음을 다스린다

긍정적으로 낙천적인 마음가짐으로 반드시 나을 수 있다는 확신을 갖고 매일매일 즐겁게 감동을 느끼는 생활을 한다. 내 몸 안에 자리 잡은 암세포를 나를 괴롭히는 원수라고 보지 말고 오히려 다정한 친구를 대하듯 마음속에서 정성으로 섬기면서 수시로 대화한다. 그런 마음으로 임하면 엔도르핀(endorphin)의 분비가 많아져서 피가 맑아지는 것이다. 이와 반대로 절망감과 남을 미워하는 마음으로 분노에 사로잡히게 되면 그 순간에도 수많은 백혈구가 파괴되고 피는 극도로 탁해진다.

자연식을 철저히 실천한다

현미 · 채식을 철저히 실천하되 한 순가락을 100번 이상 씹는 식습관을 길들인다. 동물성 가공식품, 수입식품, 설탕, 약물 복용은 일절 금하

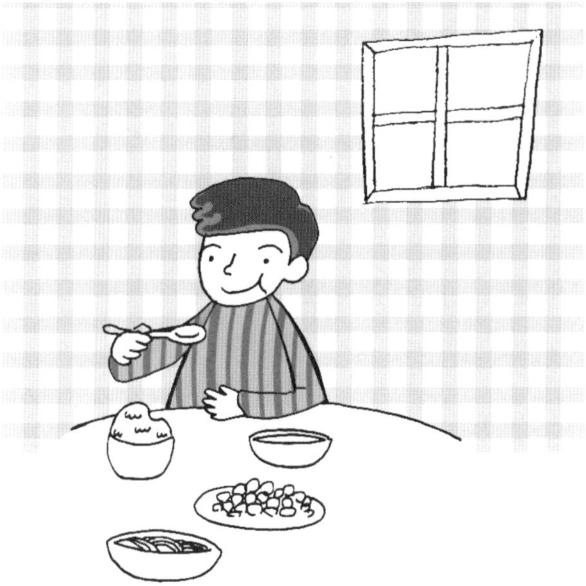

고 항시 배고픔을 느낄 정도로 소식을 해야 한다. 바른 먹거리를 통해서 피를 맑게 하는 것이 절대적 조건이다.

네거티브요법을 꾸준히 한다

동의부항으로 하는 네거티브요법은 물리적인 정혈요법으로 환부에 계속할 때 딱딱한 부위가 말랑말랑해지면서 처음에는 몸에서 악취가 나고 소변도 탁하지만 이는 독소가 빠져나가기 때문이며 그때 기분은 매우 상쾌해지고 몸이 한결 가벼워진다.

이상과 같이 100일간을 실천하면 반드시 호전되고 놀랄 만한 결과를 체험하게 된다. 하지만 방심하면 안 된다. 한번 좋아졌다고 방심하여 과거의 잘못된 생활로 되돌아가면 모든 것이 허사가 되는 것이다.

당뇨병도 물리칠 수 있다

당뇨병이 날이 갈수록 격증하고 있다. 우리나라에서 현재 당뇨병에 걸린 사람이 약 400만 명, 앞으로 언제 걸릴지 모르는 예비군까지 합치면 1,000만 명을 넘을 것으로 추산된다.

당뇨병을 옛사람은 '소갈증(消渴症)'이라고 했는데 가난한 시절에는 안 걸리고 생활이 윤택해지면서 육식 등 고량진미를 포식하면서 노동이나 운동은 하지 않는 귀족이나 부자들이 잘 걸리는 병이다. 옛날 역대 군왕들이 대부분 40대를 넘기지 못하고 요절하였는데 그 원인도 소갈증이었다.

50년 전까지만 해도 보릿고개라는 춘궁기가 있어 전국의 수많은 절량농가가 초근목피로 연명하던 시절에는 당뇨병은 희귀병이었다. 지금의 북한사정이 그러한데 50년 전과 같이 소수 특권층을 제외하고는 일반 대중에게서는 당뇨병 같은 병은 발생하지 않고 있다.

그래서 당뇨병을 제왕병이나 부자병이라고 하는데 현대인은 옛날 제왕 못지않은 식생활을 하고 있다. 북한에서는 식량이 없어 굶어죽는 동포가 수백만 명이라는데, 남한에서는 1년에 먹다 버린 음식쓰레기만도 20조 원이 넘는다. 그렇게 낭비되는 비용만 절약해도 북한 동포를 먹여 살릴 수 있고 남북을 관통하는 고속철이나 고속도로를 완성하여 통일을 앞당길 수도 있을 것이다.

우리는 지금 자라나는 어린이들이 너무 영양과다가 되어 비만증이 전체 어린이의 3분의 1이나 되고 전인구의 5분의 1이 당뇨병 환자가 되어 가고 있다.

인간의 생물학적인 역사는 과거 수십만 년 동안 영장류로서 직립생활이 시작되면서부터 늘 굶주린 상태에서 식습관이나 식생활에 의한 유전자정보(DNA)가 입력되어 결핍 속에 잘 견딜 수 있도록 길들여져 보존, 발전해 왔다.

그래서 하루 한 끼를 먹기도 힘든 가열한 생존경쟁 속에서 저영양(低營養) 상태의 체내에서 모든 식물성 섬유질도 완전 소화, 연소시키는 능력이 가능했던 것이다. 인간이 하루 세끼를 먹는 식생활은 불과 100년도 되지 않는 근세 산업혁명 이후의 일이다.

굶주림 속에서는 강인했던 DNA 인자가 포식과 과영양 상태하에서는 맥을 못 쓰고 쉽게 무너지게 되는 대표적인 질병이 당뇨병이다. 따라서 치유의 기본은 포식생활을 그만두고 굶주림 속에서 더욱 강인해지는 곡식과 채식 위주의 식생활이나 단식을 통해서 본래의 유전자정보의 기능을 회복시키는 데 있는 것이다.

고기를 안 먹던 식습관에서 갑자기 고기를 많이 먹게 되면 본래부터 육식을 많이 한 사람보다 당뇨병, 고혈압, 암 등이 더 잘 걸리게 된다. 대장암, 췌장암, 간암 등은 육식민족이 잘 걸리는 서구암이라고 했는데 식생활이 서구화되면서 한국인의 대장암, 당뇨병 등의 이병률(罹病率)이 급증하게 된 것이다.

미국이 세계 최강 부국으로서 마치 지상천국처럼 여기는 사람도 있지만 실상은 미국은 지금 과거에 천년제국을 구가하던 로마가 멸망하기 직전과 같은 조락기(凋落期)의 조짐을 보이고 있다. 로마의 멸망은 외적의 침략에 의한 것이 아니라 내부 모순의 심화에 의해서 스스로 붕괴했다고 보는 것이 정답이다.

로마 전성기의 지배층은 전쟁에 상승하는 승리감에 도취하여 전쟁포로를 노예를 삼아 정복자의 오만함에 젖어 폭력에 의한 약탈과 미식 등 식도락에 빠져 정신적으로 황폐화되어 도덕적으로 타락한 데 원인이 있다.

전쟁을 좋아하는 그들은 잔인한 격투기를 즐기면서 밤마다 연회를 하였다. 초저녁부터 새벽까지 밤새워가면서 산해진미와 주지육림 속에서 실컷 마시고 먹으면서 만복이 되면 공작 깃털을 목구멍에 쑤셔 넣어 토해내고 다시 먹기를 거듭하였다고 한다. 그 당시 연회용 상비용품으로 금과 은으로 장식한 토구(吐具)가 유물로 나오기도 하였다.

요즘 텔레비전 프로에서 소시지나 햄버거를 누가 많이 먹는가 경쟁을 해서 상을 주는 장면이 나오는데 마치 자살경쟁이라도 부추기듯 로마 멸망 전야를 방불케 하는 식생활이 타락한 황폐한 모습과 같다.

미국 인구는 지금 3억이 넘는다. 그 중에서 절반 이상이 비만증, 당뇨병, 고혈압, 심장병 등 순환기계 질병에 걸려 있고, 다음 3분의 1 이상이 암, 치매, 에이즈, 정신질환의 환자로서 각종 폭력사범, 밀수, 마약, 총기 사고 등이 온 사회를 뒤덮고 있는 아수라장으로서 건강이 온전한 사람은 10%도 안 되는 깊이 병든 사회가 되어가고 있다.

로마제국의 영광은 천년을 유지했다고 하는데 오늘날 세계제국인 미국은 백년도 채우지 못하고 경직된 불황 속에서 금융위기 등 붕괴의 조짐이 나타나고 있는 것이다.

문명의 대전환을 앞두고 막다른 국면을 돌파하기 위해서 미국은 역사상 처음으로 흑인의 젊은 대통령을 선출했지만 그 정도 수혈로는 대세를 되돌리기에는 역부족으로 결국은 미국으로 대표되는 서구문명의 종말 붕괴를 막아내기는 어려울 것이다.

한국은 6 · 25 전란 후 전국이 초토화된 폐허 위에서 초고속으로 단시일에 산업화와 민주화를 이룩하는 경제성장의 기적을 성취하였다. 하지만 자축의 건배를 들기 전에 대오 각성하여야 한다. 미국 쇠락의 뒤를 바짝 뒤좇고 있는 형국으로 한국의 영광은 제대로 피워보지도 못하고 사그라지는 일장춘몽의 주마등처럼 서구문명의 뒤꽁무니에 매달려 붕괴과정에 동반 자살하는 꼴이 되고 말 것이다.

옛날 소갈증에 대한 전승 비방을 찾아보았더니 놀라운 효과가 있는 방법이 있었다. 돼지감자, 마늘, 인삼, 누에가루가 주성분이고 여기에 몇 가지 한약제를 배합, 조제한 것인데 이것을 100일간 복용하면 반드시 효과를 본다.

이 처방을 일본에 강연 갔을 때 소개했더니 그쪽 출판사에서 책으로 내고 싶다는 요청을 하였다. 그래서 일본에서 《克糖丸の 偉力》이라는 제목으로 출간되었는데 이 약에 대한 문의가 쇄도하자 상술에 약삭빠른 업자가 극당환(克糖丸)이란 상표등록을 먼저 해버렸다. 이에 나는 전승 처방약의 이름을 당위력(糖威力)으로 쓰기로 했다. 당위력은 특별한 비방도 아니어서 누구나 만들 수 있으므로 뜻있는 사람은 집에서 조제, 복용하면 도움이 될 것이다.

이와 같이 100일간의 수련정진을 하면 당뇨병뿐만 아니라 암이나 치매, 아토피도 예방하고 생활습관병을 자연퇴축(自然退縮)시킬 수 있다. 이제는 의술도 화학약제에 의존하지 않는 자연농(自然農)이나 친환경 녹색성장운동과 같은 원점 회귀에서 해법을 찾아야 할 때가 된 것이다.

각종 성인병 치료를 위한 자연요법

고혈압이나 동맥경화, 당뇨병 같은 성인병은 옛날에는 50~60대 이후의 노년기 질환이라고 했는데 지금은 30~40대의 성인은 물론 심지어 20대 전후의 청소년층까지도 잘 걸리는 전인병(全人病)으로 되었다.

요즘 대도시의 중 · 고등학생의 신체검사에서는 약 12%의 학생이 비만증, 고혈압, 동맥경화증, 심장병 등으로 밝혀지고 있다. 또한 건강보험공단에서 지난 1년간의 피보험자에 대한 검사결과를 분석해서 보건복지부에 낸 보고서에 의하면 9세 이하 어린이 10만 명 중 암환자가 427명, 만성신장병이 221명, 그밖에 뇌혈관질환, 간경화증, 심장병, 고혈압, 당뇨병 등이 모두 433명이나 된다고 한다.

이렇게 격증하는 성인병은 전쟁 때나 결핍시대에는 많지 않았던 것인데 경제성장과 더불어 풍요가 몰고 온 산물의 하나다. 생활의 여유가 생기면서 미식의 과잉섭취, 동물성 식품과 설탕의 대량 소비, 과보호로 인한 인조병(人造病) 시대에 접어든 것이다.

현대의학에서 고혈압이나 당뇨병을 고치는 특효약이란 원래 있지 않고, 다만 그때그때 증상을 완화시키는 대증요법으로서 고혈압 환자에게는 혈압강하제, 당뇨병 환자에게는 혈당치를 떨어뜨리는 인슐린 투여 등이 시도되고 있다. 그러나 이러한 약물 의존의 치료법은 원인을 제거하는 방법이 아니기 때문에 장기 투여의 결과는 도리어 부작용을 수반하게 된다.

생명활동의 근본은 혈액순환작용에 있는데 생리적 기능이 저하되면 피가 탁해지고 점착성(粘着性)이 높아 끈적끈적하여 순환장애를 일으킨다. 또 육류 등에서 섭취되는 포화지방산이나 콜레스테롤, 석회질 등의 물질이 혈관벽에 달라붙게 되면 혈관이 막히거나 좁아져서 혈압은 자연히 높아지게 마련이다. 혈압강하제를 쓰는 것은 일시적으로 혈압을 떨어뜨리게 할 수는 있지만 혈액순환을 더욱 완만하게 하는 것이기 때문에 조직, 장기 등이 필요로 하는 충분한 산소공급을 저해하여 심장 등에 큰 부담을 주게 된다.

뇌졸중을 일으키는 것은 대부분의 경우 변비, 숙변 등으로 인해 장관이 막혀 장내에서 발생하는 독소가 뇌에 전달되어 뇌혈관이 터지거나 마비되는 데서 연유한다. 뇌졸중의 전구(前驅) 증상으로는 혀가 잘 안 돌고 손발에 가벼운 마비증상으로 나타나기도 하지만 그 정도가 경미할 때는 자각증상을 못 느끼고 넘어갈 때가 많다. 복부대동맥(배꼽 좌측 상행선)부위를 손으로 눌러보아 동맥이 비후하여 팽창감이 있으면 촉진으로 판단할 수 있다.

동맥이 굳으면 하체순환이 잘 안 되어 하체쪽은 빈혈이 되어 발이 차고, 반대로 상체에 충혈이 되어 뇌출혈이나 혈전(血栓)의 원인이 되는 것이다.

고혈압이나 동맥경화증은 대부분 변비를 수반하고 있는데 혈압이 상당히 높아도 배설이 잘 되고 있는 동안은 뇌졸중의 위험은 많지 않다. 흔히 소금을 고혈압의 원흉처럼 지적하는데 육식을 많이 하는 사람에게는 염분의 과다섭취가 치명타가 될 수도 있으나, 곡식과 채식 위주의 자연식을 할 때는 크게 염려하지 않아도 된다. 칼륨이 많은 식물성에는 소금의 나트륨이 들어가서 중화가 되지만 본래 나트륨이 많은 동물성에는 소금이 조금만 들어가도 넘치는 것이다.

따라서 고혈압의 원인이라는 소금유해론은 육식 위주의 식생활에 대한 경고이고 곡식과 채식 중심의 자연식을 하는 입장에서는 그렇게 염려되는 것은 아니다. 염분 섭취를 너무 제한하면 도리어 탈염상태에서 무기력하고 항병력(抗病力)이 떨어지기도 한다.

고혈압이나 당뇨병 등에 가장 효과가 있는 자연요법으로 예로부터 전해오는 부항으로 하는 네거티브요법을 들 수 있다. 이 요법은 체내 가스교환, 혈관 청소, 독소 제거, 혈액순환 촉진 등의 효과가 뛰어나서 약물을 사용하지 않고 고혈압이나 간염은 1개월, 중증의 동맥경화도 2개월, 당뇨병이나 뇌졸중에 의한 반신불수도 3~6개월에 완치되는 사례가 많다.

네거티브요법은 부작용이 없고 특별한 기술이나 전문성을 요하지 않아 가정요법으로 활용할 수 있다. 부항기 20여 개만 준비하면 되는데, 시술방법으로는 전체요법과 국소요법이 있다. 전신의 요소요소 70~80개소에 매일 1회씩 부항을 붙이되(전체시술시간 20~30분 정도) 피를 뽑지 않는다.

시술받는 즉시 기분이 상쾌해지고 피로가 해소된다. 혈액순환이 잘 안 되는 병소부 주변에서는 반드시 짙은 색소반응이 나타나고 건강한 부위에서는 안 나타나기 때문에 치료 즉 진단의 효과도 있다.

만성병을 근치하기 위해서는 네거티브요법을 하면서 자연식을 꼭 병행하는 것이 효과가 확실하다. 고혈압, 동맥경화증의 자연식 메뉴에 주식은 현미 8 : 율무 1 : 팥 1의 비율로 밥을 짓는다. 메밀, 감자, 고구마도 좋다.

부식인 된장, 청국장에는 리놀산, 레시틴 효소가 많아 장내 세균을 정상화해준다. 미역, 김, 다시마 등의 해조류와 참깨, 들깨, 배아 등의 식물류도 같이 먹도록 한다. 그리고 케일 녹즙을 비롯해 솔잎, 쑥, 무, 양파, 시금치, 당근, 우엉, 연근, 호박, 미나리, 콩나물 등 제철 야채와 과일을 많이 먹는 것이 좋다. 섬유질이 많은 식품을 섭취하면 배설이 잘 되고 피가 맑아진다.

보다 단시일에 효과를 보려면 3일간 단식을 해보라. 혈압은 10 이상 떨어진다. 또한 당뇨병에는 호박, 율무, 옥수수, 버섯 등이 좋고 생야채식을 3주일 이상 했더니 혈당치가 정상으로 되었다는 예도 있다.

비만증 해소법

비만증은 여러 가지 성인병의 원인이 된다. 심장병, 고혈압, 당뇨병 등이 비만체질에서 많이 발견하기 때문에 "허리둘레가 길어지면 반비례해서 수명의 길이는 짧아진다"는 격언이 있다.

비만증의 주요 원인은 평소의 과식습관과 운동 부족으로 대개는 대식가(大食家)에서 많다. 일단 비만체질이 되면 식사를 줄이고 운동을 열심히 해도 금방 효과가 나타나지는 않는다. 비만증 해소를 위해서 흔히 단식을 권장하기도 하는데 단식을 할 동안은 하루 1kg 정도 감량을 할 수는 있어도 다시 먹기 시작하면 금방 체중이 불어 오히려 단식 전보다 더 느는 경우도 있어 고민하게 된다.

비만체질은 소화 · 흡수의 동화작용(同化作用)은 잘 되면서 분해 · 배설의 이화작용(異化作用)이 잘 안 되는 체질로, 불필요한 잉여 영양분까지도 배설이 안 된 채 피하지방으로 축적이 된다.

치료법은 배설이 잘 되게 하는 이화작용을 촉진하는 방법을 강구해야 한다. 섬유질이 많은 자연식을 하면서 오래 씹어 삼키는 습관을 길들이면 해결된다. 비만증의 사람은 공통적으로 빨리 먹는 습관이 있다. 밥 한

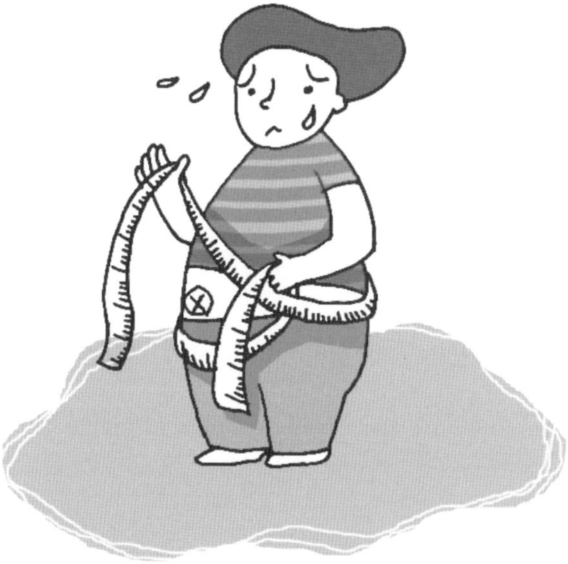

끼를 먹는데 5~10분 정도 밖에 걸리지 않는다. 그런 사람도 밥 한 숟갈에 적어도 100번 이상 씹어 먹는 습관을 한 달만 계속해도 4~5kg 감량은 문제가 없을 것이다.

그렇게 하면서 소금마사지를 하면 더욱 확실한 효과를 볼 수 있다. 매일 목욕을 하면서 굵은 소금 한 줌을 타월로 싼 다음 더운 물에 적셔 전신을 열심히 마사지를 하는 것이다. 배, 가슴, 팔, 다리 등 할 것 없이 군살을 빼내고 싶은 부위의 피부를 엄지손가락으로 정성껏 밀어붙여 살갗이 빨개질 때까지 마사지하고 마지막에는 물로 몸을 씻고 나오는 것이다.

소금마사지를 하면 피하지방을 탄산가스와 수분으로 분해시켜 제거하는 효과가 있어 군살이 빠지게 되는데 그렇게 해서 살을 빼면 피부에 주름이 생기지 않고 살결이 아주 매끈해 탄력성을 갖게 된다.

소금마사지 효과는 20회 이후부터 나타나는데 한 달만 계속하면 하루가 다르게 살이 빠지고 몸매가 날씬하게 되는 것을 체험하게 된다. 거기에다가 부항으로 하는 네거티브요법을 곁들이면 그야말로 완벽한 체중조절을 할 수 있다. 네거티브요법 한 가지로도 1개월에 3~4kg 정도 살이 빠진다.

이와 같이만 실행하면 굳이 단식이나 무리한 다이어트를 하지 않아도 힘들이지 않고 한 달에 5~6kg의 감량작전을 할 수 있을 것이다.

암 자연치유의 법칙

혈액정화기간

혈액정화기간	30일~45일	• 현미 · 채식을 철저히 하면서 일체 약물 투여, 육류, 우유, 계란, 가공식품, 화학조미료, 설탕을 피한다.
체세포 신진대사 사이클	100일~6개월	• 물은 증류순수를 꼭 마신다. 증류수가 없을 때는 무농약 재배한 야채나 과일즙을 짜서 마셔도 된다.
뼈까지 완전 교체되는 환골탈태기간	3년~5년	• 감성 도야하는 신앙과 취미생활을 한다. • 공기 좋은 데서 삼림욕, 모래찜질, 옥외활동, 부항요법을 매일 한다.

몸과 마음과 영혼까지 깨끗하게 하는 정화기간 및 암 필승 100일 수련기간 동안에는 절대 화내지 말고 남을 미워하지 말며 마음을 열어 매일 자연건강 어록을 독송하도록 한다.

자연치유의 법칙

1. 항상 감사한 마음을 갖는다. 하루 10번 이상 "감사합니다"라고 말하라.
2. 언제나 미소를 짓는다. 하루 10번 이상 소리 내어 크게 웃는다. 웃을 일이 없으면 억지로라도 웃는 연습을 하자.
3. 매사에 적극적이고 긍정적이며 낙관적인 태도를 가진다.
4. 신앙생활을 하면서 확고한 믿음과 전폭적인 신뢰, 반드시 낫는다는 확신을 갖는다. 마음먹은 대로 이뤄진다는 자기 암시가 중요하다.
5. 매일 동의부항으로 하는 네거티브요법과 마음을 고요히 하는 명상을 한다.
6. 철저한 현미 · 채식을 실천하며 100번 이상 씹어 먹기를 지킨다. 100일 동안만이라도 동물성 식품은 절대 먹지 않도록 한다.
7. 매일 만보 걷기, 1시간 이상 걷기 등 하체를 튼튼하게 하는 옥외활동을 많이 한다.
8. 매일 반신욕 또는 각탕법을 30분 이상 한다. 환부 또는 전신에 온열요법을 실시한다. 땀을 흘린 후에는 더운물에 죽염수 또는 무농약 재배의 과일이나 야채즙을 한 컵 꼭 마시도록 한다.
9. 물은 증류수를 마셔야 한다.

암의 원인과 결과 도표

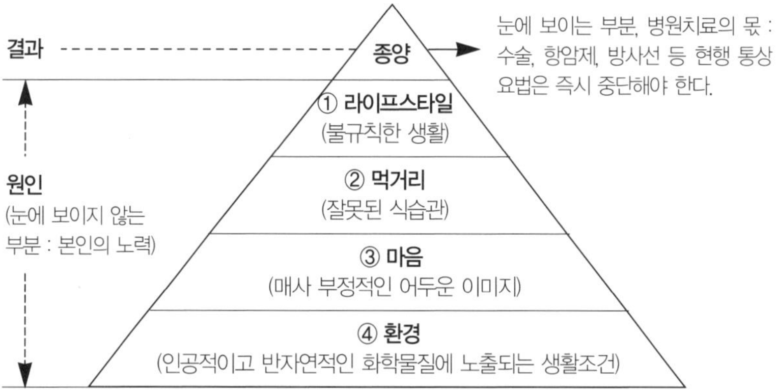

암의 원인에 따른 자연요법의 처방

구 분	원 인	자연퇴축을 위한 처방 (면역력을 강화하는 방법)
① 라이프스타일	불규칙한 생활습관과 과로, 과식, 과욕, 과보호, 운동 부족	부항, 반신욕, 침, 뜸 등으로 부교감신경을 자극하여 몸을 따뜻하게 하고 긴장을 풀며 규칙적이고 절제 있는 생활을 한다.
② 먹거리	육식과 삼백식(백미 · 설탕 · 화학조미료), 우유, 계란, 가공식, 폭음과 폭식, 미식, 대식습관, 약물 상용	오래오래 씹어 먹고 언제나 약간의 공복감을 느낄 정도 즉, 위 7부 정도의 소식으로 기아요법을 한다. 처음 3일간 효소단식을 한다. 그리고 고단백, 고지방, 고설탕, 고칼로리를 삼간다.
③ 마음	스트레스, 좌절감, 절망감, 배신감, 불안, 두려움, 미워하는 마음, 매사에 불평불만 가득 찬 생활, 위기에 직면하면 도피하고자 하는 잠재의식, 잘못된 상황에도 무조건 순종하는 패배주의	밝은 이미지를 구축해 내 인생, 내 건강이 마음먹은 대로 이뤄진다는 확신을 갖는다. 늘 감사한 마음을 갖고 긍정적인 마음으로 산다.

구 분	원 인	자연퇴축을 위한 처방 (면역력을 강화하는 방법)
④ 환경	환경호르몬, 농약, 살충제, 제초제, 화학비료, 중성세제, 전자파, 신축건물의 새집증후군, 배기가스	목조 통나무건물이나 황토집에서 전원생활을 하며 공기가 청정한 숲에서 삼림욕을 자주 한다. 자동차는 되도록 타지 않는다.

이상과 같이 실천하면 악성종양의 환부도 자연퇴축이 되고 결코 재발이나 전이를 하지 않는다. 다만 100일 수련 정진 후 일단 좋아졌다 하여 완치로 착각하고 다시 과거의 생활로 되돌아가면 재발의 위험성이 있으나, 평생 자연식생활을 하면서 마음을 플러스 사고로 긍정적인 노력을 하면 재발은 없다.

건강을 위한
35가지 조언

01 암! 다정한 친구 대하듯 순리로 다스리면 두렵지 않다

암은 어떤 경우나 국소병이 아닌 혈액 오염에 의한 전신질환으로서 환부만 수술해서 완치되는 병이 아니다. 이제까지의 잘못된 생활습관과 방식을 바꾸고 몸의 자연성을 회복하면 자연치유도 어렵지 않다.

암을 마치 나를 괴롭히는 원수로 여기고 적대적인 섬멸작전으로 공격을 하면 걷잡을 수 없이 흉포해지기도 하지만 나의 잘못된 삶의 방식을 일깨워주는 다정한 친구 대하듯 마음을 열고 암과 대화를 시도하면 다시없이 온순하게 치유 기전에 협력, 동참하는 귀여운 신생물이 되기도 한다. 마음먹기에 따라 적이 아닌 친구로 만들 수 있는 것이다.

02 발암의 원인은 스트레스와 잘못된 식생활에 있다

우리 몸에서는 하루에도 6,000개 이상의 암세포가 생성, 소멸하지만 그렇다고 누구나 암에 걸리는 것은 아니다. 암세포를 제어하는 백혈구, 림프구 등 면역세포가 내 몸 안에 있기 때문이다. 그러나 불안, 갈등, 분노, 증오심으로 스트레스가 쌓이면 면역시스템이 흐트러져 발암의 호발 조건이 된다.

동의부항으로 하는 네거티브요법은 피를 맑게 하고 면역세포를 활성화하여 암 예방과 치료에 효과가 있다. 식생활에서 육식과 가공식, 삼백식(백미 · 설탕 · 화학조미료)을 삼가고 현미, 채식 등 자연식을 실천하면 몸과 마음이 정화된다. 자신도 모르게 잘못 길들여진 미각의 노예가 되지 말아야 한다.

03 암은 네거티브요법으로 치유된다

질병을 다스리는 두 가지 방법이 있다. 하나는 더해주는(+) 치료법으로 약물, 주사, 외과적인 수술, 고단백 영양식 등 질병을 외부에서 공격하는 '포지티브요법=현대의학' 이다. 다른 하나는 덜어주는(−) 방법으로 단식, 자연식, 부항, 명상법 등 체내의 잉여 영양분과 독을 제거하여 자연치유의 기전을 여는 '네거티브요법 = 자연의학' 이다.

암을 비롯한 현대병은 모두 과식, 과로, 환경오염 등 지나치게 더해주는 생활이 발병요인이 되고 있다. 암(癌)이란 글자를 살펴보면 많은 '식품(食品)'을 '산(山)'처럼 먹어서 생긴다는 뜻이다. 그런데 여기에 또 보태는 치료는 병을 더욱 악화시킬 뿐이다. 암 완치를 위한 치료법은 마땅히 네거티브요법이라야 한다.

04 성격의 변화가 암 치유의 계기가 된다

암에 걸리는 사람의 성격에는 몇 가지 공통점이 있다. 외골수적인 성격에 아집이 강하고 병적일 만큼 결백증이 있거나 책임감이 강해서 매사 완벽주의를 요구하는 사람으로서 감정처리가 서툴러 대인관계가 원만치 못하여 남을 피곤하게 하는 타입이다. 마음을 열지 못하니까 몸도 굳어지는 것이다. 그리고 편식하는 습관과 평소 약물 복용 등을 많이 하고 내성적이고 혈액형이 A형, AB형이 잘 걸리는 편이다.

이러한 사람이라고 해서 모두 암에 걸리는 것은 아니지만 무절제한 생활습관과 심리적인 좌절감 등으로 면역력이 현저히 저하될 때 발병이 촉발되는 것이다. 그렇기 때문에 면역력을 부활, 활성화시키는 방법을 알면 길이 열린다.

05 암과 싸우지 마라

"암 검사 진료는 환자에게 불이익이 될 뿐이지만 병원은 거대한 수입원이 되고 있다"라고 일본 게이오대학의 곤도 마코토(近藤誠) 교수가 폭탄 증언을 하였다. 더욱이 요즘과 같이 유전자 차원까지 정밀검사를 하면 누구나 암세포 보균자가 될 수밖에 없다.

암은 수술, 항암제, 방사선 등과 같은 방법으로는 치료가 안 되지만 자연식과 정혈요법으로 체내의 면역기능을 활성화하면 말기 암에서도 기적적으로 자연퇴축이 되는 예가 많다.

06 부자나 권세 있는 사람은 암을 고치기 힘들다

간암 말기에 이른 부자가 돈을 물 쓰듯 하며 수백 년생 산삼, 사향, 백사 등 고가 희귀약을 실컷 복용하고도 효험 없이 세상을 떠났다. 또 어느 고관출신은 일류 호화병동 특실에서 주치의를 매일 만나 최고의 의료 서비스를 받았지만 결국은 죽고 말았다.

이와 반대로 가난하여 병원 치료를 받을 수 없는 처지였지만 자연건강 어록을 보고 집에서 자연식과 부항요법을 열심히 하여 말기 암을 완치한 사례가 있다.

07 동물성 고단백질 등 영양공급이 암세포를 키운다

병원에서 수술은 성공적이었는데 사람은 죽었다는 예도 있다. 수술이 잘되었으니 이제 영양을 보충하여 체력을 빨리 회복하려는 생각에 육류 등 고단백 · 고칼로리식을 하게 되면 암세포가 힘을 얻어 빨리 퍼지는 것이다.

암세포는 정상세포와 달라 엉성하면서도 빨리 자라는데 단식이나 자연식 같은 기아요법을 하면 성장이 억지되고 붕괴가 촉진된다.

08 암세포는 혐기성(嫌氣性) 생물이어서 산소를 싫어한다

암 종양이 있는 자리는 정상세포와 달리 산소공급이 잘 안 된 무산소증의 상태가 되어 있다. 따라서 환부에 산소를 풍부히 공급하는 삼림욕, 대기요법, 모래찜질, 부항요법 등이 효과가 있다. 암에 좋다는 먹거리는 모두 산소강화식품으로서 버섯종류, 마늘, 인삼, 신선초, 녹황색 야채, 율무, 김, 미역, 다시마 등이 효과가 있다.

09 몸과 마음이 찬 사람이 암에 걸리기 쉽다

체질이 양성(陽性)에 치우치면 심장병이나 고혈압에 잘 걸리고, 음성(陰性)이 과다한 저체온 체질은 암에 걸리기 쉽다. 사람은 음양의 조화가 잘 되었을 때 건강하고, 균형이 깨지면 병이 생기는 것이다.

암세포는 열에 약하기 때문에 몸 안에서 가장 체온이 낮아 냉(冷)이 있는 곳에 생긴다. 그러므로 매사에 감동과 감사한 마음을 갖고 몸을 항상 따뜻하게 해야 한다. 환부에 수건을 깔고 전기다리미를 이용해서 뜨거운 온열요법을 해도 효과가 있다.

10 뜻있는 곳에 길이 있고 마음먹은 대로 이루어진다

몸과 마음은 불가분의 표리관계에 있어 마음은 주인이고 몸은 그를 담는 그릇과 같다. 따라서 몸은 마음먹은 대로 따라 움직일 뿐이다. 암에 걸렸어도 낫는다는 생각을 되풀이하면 긍정적인 자기 암시에 의해 몸도 그와 같이 작용하게 된다.

멀쩡했던 사람이 병원에서 암이란 말을 듣고 갑자기 상태가 악화되고 중환자처럼 되어버리는 수도 있다. 이처럼 마음상태가 중요하다. 항상 긍정적인 마음을 갖도록 노력해야 한다.

11 적은 밖에 있는 것이 아니라 내 안에 있다

건강이 허물어지는 것은 그 원인이 밖에 있는 것이 아니다. 바로 나 자신이 만드는 것이다. 과식과 과로, 무절제한 습관 속에서 건강을 약이나 병원에만 의존하려는 데서 병을 자초하고 더욱 키우는 것이다. 바둑에서 자충수(自充手)를 두고 축구경기에서 자살골을 차 넣듯 기껏 꾀를 낸다는 것이 죽을 꾀를 쓰고 자멸하는 것과 같다.

⑫ 의료서비스 상품은 공급자에 의해서 일방적으로 강매되고 있다

과거에 경기도 도립병원장으로서 우리나라에서 최고로 수술 잘하기로 소문난 고 김주환 박사가 말년에 자신의 갑상선암과 후두암으로 세 번이나 수술을 받고도 결국은 성대와 갑상선의 결손 인간이 되어 발병 3년 만에 불귀의 객이 되었다.

그가 남긴 유고집에서 다음과 같은 글은 매우 충격적이다.

"의사로서 존경받는 신분으로 남을 치료할 때는 몰랐는데 환자가 되어 비로소 깨닫게 된 것은 자본주의 사회에서 모든 상품의 가치는 공급자에 의해서 결정되는 것이 아니라 수요자에 의해서 매겨지는 것인데 오직 의료서비스라는 상품만은 수요자의 뜻과는 달리 공급자 중심으로 일방적으로 강요되고 있으니 이는 시장원리에도 맞지 않는 의료폭력일 뿐이다."

⑬ 코미디 황제의 최후

코미디 황제 이주일이 폐암 선고를 받고 국립암센터에서 집중적인 최신의 항암제 치료를 받았으나 효험 없이 10개월 만에 끝내 불귀의 객이 되고 말았다. 그는 병상에서 마지막 순간까지도 금연 캠페인을 벌이며 사회 봉사활동을 하였는데 국가적으로도 아까운 인재의 상실이 아닐 수 없다. 만약 그가 일세를 풍미한 유명인이 아니고 병원 치료를 그렇게 서둘지 않았더라면 어찌됐을까.

암이란 그렇게 금방 악화되는 급성질환은 아니다. 만성 혈액염증성 질환으로서 손을 쓰지 않고 그대로 방치해두어도 금방 악화되지 않는다. 주먹만한 암덩어리를 몸속에 지닌 채 큰 불편 없이 10여 년씩 활동하는 사람도 있고, 병원에서 말기라고 포기한 상태에서 퇴원하고 집에 돌아간 후에 현미 · 채식을 열심히 한 결과 기적적으로 종양이 자연퇴축되었다는 사람도 있다.

14 야채수프 건강법

야채수프를 마시는 사람이 늘면서 말기암, 당뇨병, 치매에도 효험을 보았다는 사례가 보고되었다. 여성의 경우 폐경 후에 장복했더니 생리가 되돌아오고, 65세 할머니가 아기를 낳았다는 진기록도 있다.

야채수프 만들기

〈기본 재료〉
무 : 1/4개, 무잎도 마찬가지. 무잎은 가을에 시래기로 말려두었다가 사용한다.
당근 : 1/2개
우엉 : 1/4개(작은 것은 1/2개)
표고버섯 : 1개(단, 햇볕에 말린 것)

〈만드는 방법〉
이상의 재료를 잘 씻어 껍질째 적당한 크기로 썰어서 유리그릇 같은 약탕기에 넣는다. 3배의 물을 붓고 1시간가량 끓여서 식힌 다음 냉장고에 보관한다.

이렇게 만든 야채수프를 수시로 마시는데, 하루 600cc 이상 복용한다. 꼭 기본을 지켜야 한다. 다른 야채를 섞어 넣으면 화학작용의 변화로 효과가 없다.

이 야채수프는 일본의 화학자 다테이시 가즈(立石和) 박사가 오랜 동물실험 끝에 발견한 건강법으로 일본의 거물 정치인과 유명 연예인 등의 말기 암도 나았다는 소문이 퍼져 폭발적인 붐이 일어 한때 약국과 병원 문이 한산할 지경이 되어 위협을 느낀 의료인들이 혹세무민(惑世誣民)한다며 의료법과 약사법 위반으로 고발하여 창안자가 곤욕을 치렀다고 한다.

"꿩을 잡아야 매"라는 말이 있듯이 어떤 방법이든 병이 나았으면 좋은 일로 평가하고 권장해야 할 일인데, 법이란 언제나 기득권 편에 서서 새로운 건강법이나 새로운 연구성과도 기득권에 해가 되면 박해하는 모양이다.

15 반신욕 건강법

내가 두한족열(頭寒足熱) 요법이라고 적극 권장해온 반신욕(半身浴)이 일대 붐을 이루고 있다. 반신욕이란 배꼽 밑까지 하반신만 더운물(자기체온보다 3~4℃ 높게)에 30분 이상 담그고 있는 것이다. 그렇게만 계속해도 머리카락이 검어지고 10년 정도는 젊어진다는 체험자가 많다.

또한 말기 암, 중풍, 치매, 아토피에도 효과가 있다는 사례가 나오고 있다. 100일간만 열심히 실천하면 이런 간단한 방법으로도 암을 비롯한 각종 난치병이 치유되는 놀라운 일이 벌어지는 것이다.

어떤 말기암 환자는 만책(萬策)이 끊겼을 때 잠잘 때와 용변 시는 제외하고 1주일간을 온종일 온탕 속에서 반신욕을 계속한 결과 암 종양이 깨끗이 사라지는 기적 같은 자연퇴축 사례도 있다.

16 암이 내게 행복을 주었다

가와다케 후미오(川竹文夫)가 쓰고 내가 감수한 《암이 내게 행복을 주었다》라는 책이 출간되자마자 큰 화제를 불러 모았다. 이 책은 말기 암으로 병원에서 치료를 포기한 시한부 인생이 도리어 집에 돌아간 후에 암 종양이 자연퇴축되어 기적의 생환을 한 12명의 기록을 담고 있는데, 독자에게는 큰 감동을 주고 환자에게는 용기와 희망을 주었다.

암 투병의 궁극적인 목표는 발병 이전의 인생으로 되돌아가는 데 있지 않고, 더 새롭고 값진 인간 승리를 성취하는 데 있다. 그렇기 때문에 암에 걸린 체험은 누구나 가질 수 없는 일생일대의 찬스가 되고, 불행의 씨앗이 아니라 찬란한 행운을 여는 축복이 되는 것이다.

17 암 자연퇴축의 원리

암의 자연퇴축을 연구하는 학자의 통계에 의하면 10년 전에는 암의 자연퇴축현상이 20만 명 중에 1명꼴이었는데 지금은 약 500명 중에

1명 정도 발견된다고 한다.

그러나 암이 낫는 것은 어떤 경우이든 치료를 통해서가 아니라 대부분 자연퇴축으로 낫고 있다. 그리고 암의 3대 요법 같은 침습적인 통상치료를 하는 중에 자연퇴축은 일어나지 않는다. 그 이유는 통상치료로 암 종양을 일시적으로 제압할 수는 있지만 그 사람의 면역기능까지 공격하고 파괴하기 때문이다.

생명체란 본래 스스로 복원능력과 재생능력을 갖고 있기 때문에 무리한 공격과 침습만 가하지 않으면 본래의 자연치유력이 되살아 날 수 있다. 이것이 자연퇴축의 원리이다.

18 암의 대가들이 암으로 줄줄이 사망

일본 국립암센터 총장 츠카모토(塚本憲甫) 박사는 일본 국회 청문회에서 암은 조기발견하여 조기수술하면 90% 완치가 가능하다고 증언했다. 그런데 그후 자신이 위암에 걸려 조기발견, 조기수술을 하고 완치를 확신했지만 1년 만에 간암으로 전이하여 사망했다.

공교롭게도 역대 국립암센터 총장 등 암의 대가들이 암으로 줄줄이 쓰러진 사례가 많다. 그런 사실을 암 전문기관에서는 쉬쉬하고 할 수 없이 변명할 때는 "그것은 우연의 일치이고 암 대가들이 대부분 고령자였기 때문에 그로 인한 확률의 문제이다"라고 말한다.

그런 논리라면 고령사회가 되면 종말인생은 모두 암으로 사망하게 된다는 말인가. 머지않아 국민 개암(皆癌) 시대가 될까 두렵다.

19 우리나라도 예외는 아니다

삼성의료원 초대원장 한용철(韓鏞徹) 박사와 원자력병원 초대원장 이장규(李章圭) 박사는 모두 당대의 석학으로 암 권위자였는데, 애석하게도 두 분 모두 폐암으로 작고하였다. 국가적인 인재의 손실이 아닐 수 없다.

한 박사는 평소 직설적인 말을 잘하는 분으로, 환자들에게 "의사나 병원을 너무 믿지 말라. 오진율도 많고 병원이라고 만능이 아니니 환자 스스로 자기 건강을 지켜야 한다"고 강조했었다.

한 박사가 작고하기 직전 나를 한번 만나고 싶다고 했는데 그때 마침 일본 강연이 있어 돌아와서 만나기로 약속을 했었다. 그런데 그 사이에 그만 고인이 되어 못 만나고 만 것이 아쉽기만 하다.

한 박사는 대통령 주치의와 서울대학병원 원장을 오랫동안 역임했던 국제적으로 이름난 의학자였다. 그분의 친구인 전 헌병감이던 이규광(李圭光) 장군이 나와도 오랜 바둑친구여서 나의 책인 《암 두렵지 않다》를 문병가면서 가져가 권했던 모양이다.

나의 책이 얼마나 도움이 됐을까마는 어쨌든 읽고 나서 저자를 한번 만나고 싶다는 대석학의 마지막 소원을 못 들어준 것이 지금도 마음에 걸린다.

20 암세포는 약사여래(藥師如來)의 현신(現身)

암에 걸린 스님이 한 분이 나를 찾아왔었다. 사찰음식 공양에서는 암에 걸리지 않겠지만 마음의 스트레스가 심했던가 보다.

암세포를 무조건 원수로 여기고 조기수술, 항암요법 따위로 박살내려고만 하지 말고 또 도망가려고도 하지 말며 오직 나의 잘못을 일깨워 주는 약사여래(藥師如來)의 현신(現身)으로 받아들이고 매일같이 감사한 마음으로 몸 안에 있는 암세포를 부처님으로 받들고 백팔배를 하라고 했다. 그렇게 100일 동안 수련 정진하면 반드시 암이 자연퇴축되는 기적이 생긴다.

21 사랑의 묘약(妙藥)은 암도 치유한다

자랄 때 진정한 사랑을 받아보지 못했거나 남을 사랑해 보지 못한 사람, 매사에 욕구불만이 쌓여 대인관계가 원만치 못해 남을 미워하거나 짜증을 내고 화를 잘 내는 사람이 암에 잘 걸리는 것이다.

반대로 아무리 작은 일이라도 기쁨과 보람을 느끼고 신나게 남을 사랑하는 사람은 걸린 암도 낫게 된다. 이성(理性)보다는 감성(感性)이 풍성한 타입이 좋다.

22 오구삼살방에도 활로는 있다

상하, 전후, 좌우가 꽉 막혀 벗어날 길이 없는 궁지의 방위를 '오구삼살방'이라고 한다. 어떠한 기득권 절대 권력이나 재물, 학력, 부모형제의 힘도 미치지 못하는 곳이다. 비로소 자신이 얼마나 무력하고 하잘 것 없는 존재인가 허울 벗은 참모습을 알게 된다.

오직 자신의 젖 먹던 힘까지 발휘할 수 있는 유일한 기회이다. 도망갈 수도 없고 타협할 수도 매달릴 수도 없는 절체절명의 사지에서 스스로를 극복하기 위한 전심, 전력의 진검(眞劍) 승부를 해야 한다.

거기에서 비로소 충무공의 임전훈(臨戰訓)에 있는 "살고자 하면 죽을 것이요, 죽을 각오를 하면 살 것이요, 궁하면 통한다(生卽死, 死卽生, 窮卽通)"는 말의 참 의미도 알게 되는 것이다.

23 마음속에 새겨지는 이미지는 육체를 변화시키고 종양도 퇴축시킨다

마음이 불안하고 어두운 이미지에 갇혀있으면 하는 일마다 뒤틀리고 재수가 없다. 그러나 기쁜 마음으로 밝은 이미지를 갖게 되면 만사가 잘 풀리고 좋은 일이 생긴다.

암환자가 밝고 즐거운 마음으로 애써 미소 지으며 "감사합니다!" 하고 하루 10번씩 소리 내어 말하면 그러한 생각이 면역기능을 향상시켜 종양도 자연퇴축시키게 된다.

마음속에 새겨지는 이미지는 바로 육체를 변화시키는 설계도가 되기 때문이다. 그래서 현명한 의사는 환자에게 희망과 용기, 꿈을 심어주는 사람이어야 하는데, 병원의 분위기는 모두 어둡고 우울한 이미지를 주어 환자에게 겁을 먹게 하고 주눅 들게 한다.

24 비파엽 훈증요법

비파나무를 약왕수(藥王樹)라고도 하는데 부처님도 만병의 약이 된다고 권했다고 한다. 일본 사찰에서는 고래부터 비파엽(枇杷葉)을 불에 쪼여 환부에 훈증하면 온갖 염증을 다스리는 것으로 전승되고 있다.

암 치료에 특효가 있다는 살구씨에서 추출한 레트라일이라는 비타민 B_{17}요법도 비슷한 이치인데 암에 좋다는 것 중에는 미량의 시안화합물이 있어 종양부위에 선택적으로 작용한다는 학설도 있다. 비파엽뿐만 아니라 살구씨, 매실, 율무, 복어 등에 이러한 성분이 있다.

비파엽을 말린 후 차로 달여 마셔도 좋으며, 소주에 담가 농축액을 뽑아 환부에 온습포를 하면 진통효과가 있다.

25 슈퍼 닥터 Atom의 실험

라틴아메리카에서 활약하고 있는 전설적인 슈퍼 닥터 Atom(본명 : 이

노우에 마코도, 60세)을 도쿄에서 만났을 때 "당신이 만약에 암에 걸렸다면 어떻게 하겠는가?"라고 질문을 했더니 그는 이렇게 대답하였다.

"오, 하나님 감사합니다. 나에게도 드디어 그런 절호의 찬스를 주시다니요. 그동안 자연의학을 그렇게 많이 떠들고 다니고 스스로 병을 낫게 하는 방법을 수없이 가르쳐 왔지만 내 자신은 그러한 체험을 하지 않았기 때문에 언제나 떳떳치 못한 미안한 감을 마음속에 갖고 있었습니다. 이제야말로 자신을 생체실험의 대상으로 할 수 있으니 얼마나 당당합니까. 내가 암에 걸린 시점으로부터 6개월 안에 반드시 완치하고 말겠습니다. 그 방법으로는 한국의 부항요법, 요료법, 현미 · 채식을 통해서 근치시키겠습니다."

그는 지금 라틴아메리카에서 동의부항요법을 해방의학이라고 하여 보급시키고 있는데 그쪽의 해방신학과 더불어 민중생활 공동체 의료시스템으로 정착시키고 있다.

26 전화위복의 계기가 될 수 있다

라이프스타일병의 대표적인 암은 그 사람의 생활습관과 밀접한 관계가 있기 때문에 재수 없이 우연히 걸린 것이 아니다.

누구나 인생 역정에서 위기가 있고 어떠한 변화가 필요할 때 국면전환이 요구되거나 쉬고 싶거나 매달리거나 도피하고 싶고 남의 관심을 끌고 싶을 때 잠재의식은 스스로 암에 걸리기를 바라는 수가 있다.

생각하기에 따라 위기를 기회로 만들 수도 있는데, 말기 암에서 기적적으로 생환한 사람은 모두 플러스 사고를 가지고 희망과 용기를 잃지 않는 사람이다. 반대로 절망과 체념 속에서 마이너스 사고에 사로잡히게 되면 스스로 수명을 단축하고 자멸하게 된다.

27 항암제로 살해당하다

최근 일본에서 베스트셀러가 된 《항암제로 살해당하다》는 출간되자마자 도쿄도 내의 서점가에서 동이 났는데 독자층은 주로 대체의료에 관심 있는 개업의사들로서, 그들이 무더기로 주문하여 환자에게 돌려보게 하여 큰 화제가 되었다. 국제적인 소비자 환경운동가로 유명한 후나세 슌스케(船瀨俊介)가 쓴 이 책은 내가 감수하여 국내에도 같은 제목으로 출간되어 많은 관심을 모으고 있다.

이 책은 일본에서 매년 31만 명이 암으로 죽고 있는데 80%인 25만 명이 항암제로 살해되고 있다는 충격적인 보고를 담고 있다. 마치 2차 세계대전 당시 나치 독일의 아우슈비츠 가스수용소나 일본군 731부대의 마루타 작전 같은 학살극이 일본의 대형 암병동에서 공공연히 전개되고 있으며, 그 배후에는 막대한 화학이권과 관련하여 의(醫) · 약(藥) · 산(産) · 관(官) · 정(政) · 언(言)까지 유착된 거대 암산업이 도사리고 있다는 전율할 실상을 폭로한 고발서이다.

28 암은 사탄이 아니라 수호천사의 현신

수녀님이 한 분이 뜻밖에 암에 걸려 내가 쓴 책을 보고 찾아온 일이 있다. 암은 대상을 가리지 않고 누구에게나 찾아오는 불청객이지만 역시 성직자(聖職者)가 암에 걸린 것은 모양세가 좋지 않다.

금욕(禁慾)의 계율과 엄격한 자기절제의 생활을 하는 분은 남모르게 마음고생과 스트레스가 심하여 발암의 원인이 될 수 있다.

그렇게 생긴 암 종양을 무조건 나를 괴롭히는 사탄으로 여기고 수술이나 항암제 같은 공격적인 치료로 박살내려는 생각보다 주님이 보낸 수호천사의 현신으로 받아들이고 매일 감사한 마음으로 기도드리면서 감동에 충만된 생활을 하면서 매일 자연식과 부항요법을 계속해 보라고 조언했다.

그 수녀님은 내가 말한 대로 실천하여 희열에 넘친 감동을 체험하면서 심했던 통증이 사라지고 5개월 후에는 유방암이 감쪽같이 자연퇴축되었다.

29 증류수 건강법(무기 광물질의 경수는 결석, 동맥경화의 원인)

암 식사요법으로 유명한 막스 거슨 박사는 환자에게 반드시 하루 2,000cc 이상의 야채나 과일즙 또는 증류수를 마시라고 권한다. 단식요법으로 유명한 폴 브래그 박사도 단식을 할 때 꼭 증류수 마시기를 주장하고 자신도 평생을 그렇게 실천하여 97세까지 건강한 생애를 마쳤다고 한다.

미국 NASA의 우주항공사나 잠수함 승무원도 모두 증류수를 상음한다고 한다. 요즘 미국에서 900만 부 이상 팔린 케빈 트루더의 초베스트셀러 《병이 나지 않은 사람은 알고 있다》에도 모든 질병 예방과 치료에 증류수 마시기를 적극 권장하고 있다.

증류수는 심신을 정화시키고 배독 기능이 활발해지는 효과가 있다. 밥을 지을 때나 차를 끓일 때 증류수를 사용하면 향과 맛이 더욱 선명한 것을 체험할 수 있다. 증류수가 없을 때는 야채나 과일즙 또는 고로쇠 같은 수액(樹液)을 이용해도 된다.

30 암세포는 열에 약한 병적인 이상체세포

현대의학에서는 암세포를 마치 외계생물(에이리언)이 내 몸 안에 들어와서 숙주를 갉아먹는 괴물 같은 공포의 대상으로 보는데, 실은 내 몸 안에서 가장 허약한 병적인 체세포가 암인 것이다. 알고 보면 조금도 두려울 것이 없고 스스로의 의지에 의해서 얼마든지 제압이 가능하다.

암세포는 산소를 싫어하고 열에 약한 특성이 있어 섭씨 45℃의 주열(注熱)하에서 무력해지고 붕괴가 시작된다. 이러한 용도로 고안된 원적외선 방사 미쓰이식(三井式) 주열온열기는 건강한 부위에서는 아무렇지 않은데 병이 진행 중인 이상이 있는 곳에선 "앗 뜨거"하고 깜짝 놀랄 정도로 민감한 반응을 느껴 정확한 진단효과도 있다. 혈액순환이 잘 안 되는 모든 증후에 효과가 있으며, 피부 표면에 가까운 병소부일수록 즉각적인 호전반응이 나타난다.

㉛ 암은 무치료(無治療)가 최상의 대책

암 종양을 철저히 섬멸하려는 통상요법은 도리어 면역 기능만 떨어뜨릴 뿐만 아니라 암세포가 내성을 갖게 되어 더욱 흉포해지기도 한다. 그래서 요즘 선진국에서는 자연요법, 대체의학 등이 각광을 받기 시작하여 치료보다는 무치료(無治療)가 최상의 대책이란 풍조가 일고 있다.

잘못된 생활습관을 바꾸고 동의부항요법과 자연식으로 정혈(淨血), 정장(整腸)을 하면 뜻밖에 말기 암도 자연퇴축이 되는 예가 많다. 그리고 자연퇴축은 통상요법을 받지 않았을 때만이 그러한 가능성이 있다.

㉜ 웃음의 면역학

나와 절친한 세계적인 환경운동가 후나세 슌스케가 《항암제로 살해당하다》에 이어 그 후속편으로 쓴 《웃음의 면역학(免疫學)》도 일본에서 베스트셀러가 되었다. 국내에는 내가 감수하여 《항암제로 살해당하다 ② - 웃음의 면역학편》이라는 제목으로 출간되었다.

이 책은 수백 명의 암환자와 당뇨병 환자를 한자리에 모아놓고 만담

개그를 통해 2~3시간 실컷 웃기고 나서 그 전후를 비교했더니 면역기능 수치가 현저히 향상되었다는 실험결과를 통해 깔깔거리고 박장대소하는 웃음이야말로 무엇보다도 치유의 묘약임을 입증하고 있다.

또한 우리의 유전자정보(DNA)는 뇌세포에서 3%만이 '온(on)'으로 활동하고 나머지 97%는 '오프(off)'의 휴면상태에 있는데 그 중에서 0.1%만 온(on)으로 돌아도 초능력의 천재가 될 수 있으며, 웃음은 휴면상태의 DNA를 온(on)으로 만드는 유일의 방법이라고 말하고 있다.

33 장청소, 효소(酵素) 단식법

장이 깨끗해야 오래 산다. 그런데 현대인은 모두 육식, 가공식품 등 불량식품의 범람으로 인하여 장이 시궁창처럼 더러워지고 있다. 그로 인해 장질환뿐만 아니라 각종 암에 걸리는 원인이 되고 있다.

장내에는 무수한 상재균(常在菌)이 밀집, 공존하면서 서로 돕기도 하고 상극(相克)도 하면서 먹거리를 분해 · 소화 · 흡수 · 배설하는 과정에서 발효, 부패 등 화학작용이 일어난다. 그러면서 먹거리가 피가 되고 체세포로 탈바꿈하는 생명물질을 합성 탄생시키는 생체원자로(生體原子爐)와 같은 구실을 하고 있다.

장을 깨끗이 하기 위해서는 폭음, 폭식을 하지 말며 육식을 멀리하고 현미 · 채식 위주의 식생활을 해야 한다. 아울러 평소 효소식품(김치, 된장, 청국장, 과일이나 야채 같은 식물 미생물을 발효시킨 음료)을 상복하면 장내균이 익균(益菌)이 되어 장이 편안해진다.

또한 내가 고안한 효소단식(효소음료만 마시는 것)을 3일 정도만 하면 장청소가 잘 되어 황금색 변을 보게 되면서 질병 치유의 길이 열리게 된다.

34 저체온(低體溫)에 태양정(太陽精)을!

현대인은 지금 문명 편향의 타성에 젖어 과로, 과식, 과욕, 과보호, 운동 부족 등으로 체질이 모두 음성 과다의 저체온이 되고 있다. 암을 비롯한 당뇨병, 비만, 아토피 같은 생활습관병은 대부분 저체온 체질에서 잘 걸린다.

천연의 검정식품은 보양(補陽) 효과가 있다. 내가 개발한 '태양정(太陽精)'은 흑삼(黑蔘 : 홍삼을 더욱 농축시킨 것), 검정현미, 검정콩, 검정깨, 검정마늘의 씨눈에 각종 버섯(상황버섯, 차가버섯, 영지, 표고버섯 등)의 균사체를 배양해서 미역, 김, 다시마, 돼지감자, 대추, 잣, 호두, 꿀, 검정설탕으로 고아서 노약자들도 먹기 좋은 강양식품(强陽食品)이다. 태양정은 약이 아닌 건강식품으로, 한 달간만 먹어보면 놀라운 효과를 체험하게 된다.

35 감사합니다, 사랑합니다, 행복하세요

"감사합니다" "사랑합니다" "행복하세요" 이 말을 매일 10번씩 100일간 1,000번을 말하면 당신의 몸과 마음에 변화가 생겨 눈이 반짝이고 얼굴에 빛이 나면서 좋은 일이 생길 것이다.

우주 만물에는 일정한 파동(에너지)의 법칙이 있다. 어둡고 부정적인 말을 하면 좋지 않은 파동에 휩쓸려 궂은 일이 생기고, 사랑과 기쁨의 마음으로 좋은 말을 하면 좋은 파동의 흐름을 타서 좋은 일이 생기는 것이 우주의 법칙이다.

언제나 마음을 활짝 열고 미운 사람이라도 용서하여 진심으로 행복을 빌어주면 행운이 나에게 먼저 찾아오는 것이 인과율(因果律)의 법칙이다. 그러므로 100일간 실천하면 반드시 기적 같은 행운과 쾌유의 파동을 체험할 수 있을 것이다.

중앙생활사 Joongang Life Publishing Co.
중앙경제평론사 | 중앙에듀북스 Joongang Economy Publishing Co./Joongang Edubooks Publishing Co.

중앙생활사는 건강한 생활, 행복한 삶을 일군다는 신념 아래 설립된 건강 · 실용서 전문 출판사로서
치열한 생존경쟁에 심신이 지친 현대인에게 건강과 생활의 지혜를 주는 책을 발간하고 있습니다.

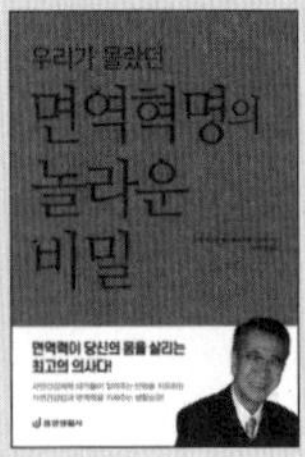

우리가 몰랐던 면역혁명의 놀라운 비밀

초판 1쇄 발행 | 2019년 2월 22일
초판 5쇄 발행 | 2023년 11월 15일

지은이 | 아보 도오루(安保徹) · 후나세 슌스케(船瀨俊介) · 기준성(奇埈成)
옮긴이 | 박주영(JooYoung Park)
펴낸이 | 최점옥(JeomOg Choi)
펴낸곳 | 중앙생활사(Joongang Life Publishing Co.)

대　표 | 김용주
편　집 | 한옥수 · 백재운 · 용한솔
디자인 | 박근영
인터넷 | 김회승

출력 | 삼신문화　종이 | 에이엔페이퍼　인쇄 | 삼신문화　제본 | 은정제책사

잘못된 책은 구입한 서점에서 교환해드립니다.
가격은 표지 뒷면에 있습니다.

ISBN 978-89-6141-227-8(03510)

등록 | 1999년 1월 16일 제2-2730호
주소 | ㊄ 04590 서울시 중구 다산로20길 5(신당4동 340-128) 중앙빌딩
전화 | (02)2253-4463(代)　팩스 | (02)2253-7988
홈페이지 | www.japub.co.kr　블로그 | http://blog.naver.com/japub
네이버 스마트스토어 | https://smartstore.naver.com/jaub　이메일 | japub@naver.com
♣ 중앙생활사는 중앙경제평론사 · 중앙에듀북스와 자매회사입니다.

※ 이 책은《新면역혁명》을 독자들의 요구에 맞춰 새롭게 출간하였습니다.

※ 이 도서의 국립중앙도서관 출판시도서목록(CIP)은 서지정보유통지원시스템 홈페이지(http://seoji.nl.go.kr)와
국가자료공동목록시스템(http://www.nl.go.kr/kolisnet)에서 이용하실 수 있습니다.(CIP제어번호: CIP2018040782)